Forskningsprocessen – skriv og publicer

Jacob Rosenberg, Kristoffer Andresen,

Jakob Burcharth

info@forskerkurser.dk
ISBN: 1517364752
ISBN-13: 978-1517364755

KURSUSBOG

Denne bog dækker en del af baggrundsmaterialet til kurset
"Forskningsprocessen – skriv og publicer".

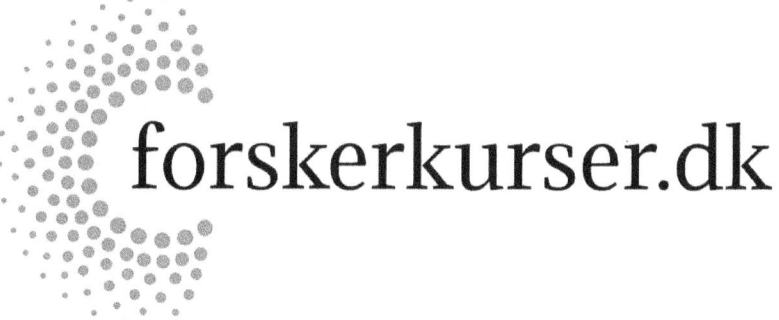

Indholdsfortegnelse

Indhold

SKRIV OG PUBLICER

FORORD

Vi har i nogle år gennemført kurser i artikelskrivning for sundhedsvidenskabelige forskere og her fået øje på et stort behov for hjælp til at overkomme det såkaldte writer's block. Det vil sige, at det kan være svært at komme i gang med at skrive sin artikel, og der er øjensynlig brug for hjælp til optimering af selve arbejdsprocessen omkring artikelskrivningen. Man kan have svært ved at skrive artikler f.eks. pga. manglende tiltro til egne evner, frygt for afvisning eller kritik, frygt for konkurrence, mangel på en formel arbejdsstruktur i processen, manglende forståelse for publiceringsprocessen eller usikkerhed omkring det videnskabelige sprog. Vi håber, at den aktuelle bog kan være med til at klarlægge og afdramatisere processen omkring skrivning af videnskabelige artikler.

Vi har udviklet Mind to Paper konceptet, som er en skrivemetode, hvor man netop nemmere overkommer writer's block og får udarbejdet sit første artikeludkast i en meget nem og overskuelig arbejdsproces. Essensen i Mind to Paper konceptet er, at man lærer at skrive en hel videnskabelig artikel (eller sågar en hel PhD-afhandling!) på kun en enkelt dag. Det kan lyde mærkeligt og urealistisk, men det er det på ingen måde. Mind to Paper er således et værktøj til at få udarbejdet sine videnskabelige artikler og samtidig at producere artikler med den rette struktur og det rette niveau for sprogets kompleksitet.

De generelle tendenser indenfor videnskabelig publikation er, at man skal skrive på en måde, så det er let at læse. Herved bliver det faktisk også lettere at skrive. Hvis stoffet er svært tilgængeligt for læseren, f.eks. ved brug af komplicerede sætninger og mange svære fagudtryk, så mister man læseren i processen. Læseren vil automatisk glide videre til andet informationsmateriale, hvilket der jo er så rigeligt af p.t. Formålet med at skrive artiklen er trods alt at viderebringe information til læseren, og der er derfor ingen grund til at skræmme dem væk ved at skrive i et meget vanskeligt tilgængeligt sprog. Der er ingen grund til at prøve at prale med at vise, at man mestrer meget vanskeligt videnskabeligt engelsk. Så er læseren forsvundet for længst. En af effekterne af Mind to Paper er, at man rammer et sprogniveau, som hverken er for svært eller for let.

Vi håber derfor, at denne bog med det tilhørende kursus kan gøre det lettere at skrive videnskabelige artikler.

God Læselyst !!!

Introduktion

Igennem en længere proces har vi udviklet og finpudset en metode til artikelskrivning kaldet mind to paper. Navnet henviser til, at hastigheden for tankerækken næsten ubrudt kan overføres til artiklen – dvs. papiret. Dette har en lang række fordele, bl.a. at man let overkommer writer's block, at sproget får et passende niveau, og at artiklens indhold i det første artikeludkast har medtaget alt materiale, der skal indgå i den endelige artikel. En helt afgørende faktor i mind to paper konceptet er en meget grundig forberedelse, hvor man udarbejder en detaljeret disposition til sin artikel. Man skal ikke underkende denne forberedelsesfase, som sagtens kan tage f.eks. en måned.

I forberedelsesfasen indgår en periode med brainstorming, grundig litteraturlæsning samt detaljeret dataanalyse. Man gennemfører alle sine statistiske analyser og udarbejder alle tabeller og figurer og får styr på referencerne. I processen udarbejdes en detaljeret disposition, som følger retningslinjerne givet andet steds i bogen om artiklernes opbygning. Dvs. hvert tekstafsnit er veldefineret i indhold. Herefter udarbejdes første udkast til artiklen i én enkelt arbejdsseance. Det handler om ikke at se sig tilbage, skrive derudaf på fuldt tryk, og at man ikke fristes til at korrigere sætningerne og gøre sproget lækkert eller avanceret undervejs.

Ved brug af metoden, hvor man holder sig strikt til sin disposition, skal man kun have referencerne fremme på bordet denne ene gang i skriveprocessen. I de efterfølgende revisioner bør det ikke være nødvendigt at se på referencerne igen, og det gør de efterfølgende revisioner meget nemmere, idet det kan foregå i kortere tidsperioder, hvis man f.eks. kun har et par timer til rådighed. Udarbejdelse af det første artikeludkast i denne arbejdsproces skal derimod foretages på et tidspunkt, hvor man har god tid til rådighed, så man ikke bliver afbrudt. Med denne metode er det helt uproblematisk at udarbejde et udkast til en fuld videnskabelig artikel på kun én enkelt dag. I vores forskergruppe er der endvidere flere der har udarbejdet hele phd-afhandlinger med samme metode, dvs. udarbejdet første udkast til hele afhandlingen på kun én enkelt dag! Det er derfor fuldt ud realistisk, at skrivning af en phd-afhandling kan gøres med en måneds forberedelse og udarbejdelse en disposition, en dag til diktering/skrivning af første udkast, og herefter en måned til finpudsning og revision i samråd med vejleder – dvs. en samlet tidsperiode på ca. 2 måneder fra start til slut. Den samme tidsproces bruges til skrivning af videnskabelige artikler, dvs. en måneds forberedelse og udarbejdelse en disposition, en dag til diktering/skrivning af første udkast, og herefter en måned til finpudsning og revision i samråd med vejleder. For mindre omfattende artikler kan det selvfølgelig gøres hurtigere.

For at opnå det såkaldte "flow" er det vigtigt, at man bruger en metode, hvor tankerækken ikke afbrydes – dvs. hastigheden fra tankerne bør så vidt muligt afspejle hastigheden for afgivelse af ordene til artiklen. Det er derfor en god idé at anvende en diktafon, også selvom man ikke har en sekretær til rådighed til efterfølgende transskribering. Man kan i princippet selv transskribere, selvom det selvfølgelig er fantastisk at have sekretærbistand til dette. Alternativt er der efterhånden rigtig gode programmer til stemmegenkendelse, dvs. hvor computeren kan transskribere løbende, hvad man indtaler. Endnu er de dog ikke gode nok til dansksprogede artikler, men på engelsk er det rigtig velfungerende.

Hvorfor forskerkurser ?

* **specielt koncept**
    - **manuscript mapping**
    - **mind-to-paper (diktering)**
    - **web-kursus og retreats**

* **ingen andre kan skrive en artikel på en dag**

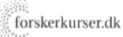
forskerkurser.dk

Når første udkast af artiklen er afgivet til enten diktafon eller computer, forestår der flere revisionsfaser, som dog er betydelig mindre krævende og kan foretages i opdelte dele af artiklen. Dvs. man behøver ikke at revidere hele artiklen i sin fulde længde, hver gang man reviderer noget. Det er noget, der kan gøres, når man kun har kort tid til rådighed, og det er ikke nødvendigt at være helt isoleret og uforstyrret til dette. Revisionsfasen adskiller sig derfor betydeligt fra den ene og store dikteringsdag, hvor man udarbejder det fulde første udkast til det samlede produkt.

Mind to paper er derfor en kombination af en meget grundig forberedelse med udarbejdelse af en detaljeret disposition, diktering af den fulde artikel (eller afhandling) i en enkelt arbejdsproces, som kan holdes indenfor én dag, og en efterfølgende revisionsfase. En betingelse for at sproget bliver velfungerende er, at man opnår flow, dvs. at man formår at videregive sine tanker i en næsten ubrudt strøm til diktafonen. På denne måde vil sproget ramme et passende niveau, dvs. det vil blive let at læse - dog ikke for let. Man forsøger i dikteringsprocessen typisk at gøre sig umage for ikke at bruge rent talesprog, men det er umuligt i den mundtlige sprogafgivelse at ramme det avancerede videnskabelige sprog, som ingen vil læse. Populært sagt skal man i dikteringsprocessen prøve at diktere i skriftsprog. På denne måde rammer man et niveau, som ligger passende midt imellem talesprog og et for avanceret skriftsprog.

Produktivitet og skriveblokering

Hvorfor skrives der ikke mere end der gør?

I et moderne sundhedsvidenskabeligt miljø er det tiltagende vigtigt, at man forsker og udgiver sine resultater i artikelform. Det er det, dels fordi publikationen er en essentiel videnskabelig kommunikations-form, men også den mest udbredte metode til deling af viden. Ydermere er publikationen én af de måder, hvorpå man som videnskabelig medarbejder bliver målt og vejet. Ved at vise omverdenen (samarbejdspartnere, fonde, arbejdsgivere, kolleger) en videnskabelig produktion i form af publikationer kan det få indflydelse på ens egne muligheder for fremtidige ansættelser, bevillinger og muligheder indenfor det videnskabelige miljø. I en tid hvor der skæres i økonomiske midler generelt og herunder også til forskning, er det blevet et tiltagende kompetitivt miljø og dermed mere vigtigt end nogensinde at vise videnskabelig produktion. Hvorfor er der så ikke flere, der skriver artikler? Selv på store kliniske afdelinger på universitetshospitalerne er det et mindretal af lægerne, som faktisk publicerer artikler. Det er der formentlig mange årsager til, men den mest nærliggende er, at det man ikke rigtig mestrer skriveprocessen i en grad, at det ligger naurligt og let for én. Det er svært at komme i gang, og der er nærmest ingen undervisning eller vejledning i, hvordan man skal skrive artikler.

Skrive-blokade

Hvad fraholder forskere fra at publicere?

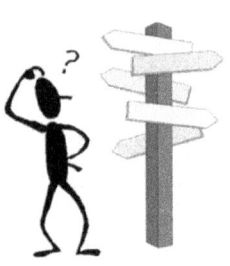

- Frygt for afvisning og kritik
- Manglende formel struktur
- Manglende forståelse for publiceringsprocessen
- Usikkerhed omkring det videnskabelige sprog
- Manglende tid

forskerkurser.dk

Der er en række typiske faktorer, som kan være medvirkende til, at mindre erfarne videnskabelige medarbejdere ikke publicerer flere artikler. De hyppigst beskrevne faktorer er:

- manglende tid
- manglende tiltro til egne evner
- frygt for afvisning
- frygt for konkurrence
- manglende formel struktur
- manglende forståelse for publikationsprocessen
- usikkerhed omkring det videnskabelige sprog

Der er givetvis mange flere årsager end de nævnte, og hver enkelt person har sikkert sine egne dæmoner at slås med. Generelt for de fleste mennesker er dog, at manglende tid er et problem. Dette gælder for næsten alle. Det er de færreste, der er privilegerede nok til at have fri til at skrive, og derfor handler det om evnen til at kunne prioritere og planlægge sin hverdag, så der kommer tid til den videnskabelige produktion. Man ved fra studier, at blot det at give den enkelte tid til at skrive artikler ikke nævneværdigt øger produktionen. Det er derimod nødvendigt med instruktioner, undervisning og rådgivning for at kunne opnå effektive skrivevaner.

Hvad er drivkraften?

Man kan spørge sig selv, hvorfor det overhovedet er vigtigt, hvad der driver værket i forhold til det at skrive artikler? Man får ikke penge for det, det er tidskrævende, og det kan være opslidende frustrerende arbejde, hvor sandsynligheden for, at ens artikler bliver afvist i op til flere omgange, er overhængende. Det er vigtigt, at man tænker over, hvad ens egne motiver er, idet det at være videnskabelig aktiv tager tid og koster energi, og alene derfor bør det være velovervejet, da man ellers kan bruge sin tid på meget andet fornuftigt.

For at man skal kunne være i stand til at overkomme de udfordringer, der opstår i forbindelse med en kreativ proces så som det at skrive artikler, så skal man være bevidst om, hvad det er, der driver én. Man skal kende sine bevæggrunde. Enhver der skriver artikler, bør derfor kunne svare på, hvorfor det er man gerne vil skrive artikler. Det kan være af lyst, det kan være af nød, det kan være af altruistiske årsager, det kan være af interesse, det kan være for at udfordre sig selv, eller noget helt andet. Der er ingen rigtige eller forkerte årsager, men det gælder blot om at erkende sine egne. Det er ikke pinligt eller forkert at sige, at man udelukkende skal bruge sine artikler karrieremæssigt eller af personlige årsager. Ydermere skal man gøre sig selv opmærksom på, om det kun er en enkelt artikel man skriver, eller om det er en artikel i en serie af artikler, man skal bruge f.eks. til en afhandling, som skal anvendes til overordnede karrieremål eller for at komme hele vejen rundt om en klinisk problemstilling og derved muliggøre bedre diagnostik og behandling for patienterne. Idet man begynder at skrive artikler, så kommer man til at tilhøre en klub af individer, som nysgerrigt stiller spørgsmål, undersøger de spørgsmål videnskabeligt efter præcise metoder og beretter om resultaterne for omverdenen.

Skriveblokering – hvad er det og hvem oplever det?

Det at skrive artikler er en kreativ kompliceret proces, hvor der skal formuleres ideer og tanker skriftligt ned på papir. Disse tanker og ideer skulle gerne læses af andre. Det at skrive artikler er en teknisk proces, der indeholder faktuelle delelementer, men det er også en personlig proces, hvori der ligger kompetencemæssige forudsætninger og usikkerhedselementer for den utrænede. Skriveblokering opleves og kendes både af professionelle forfattere og af amatører. Det kan opleves på mange måder, men en hyppigt nævnt fællesnævner er, at man har svært ved at komme i gang eller komme videre. Man stirrer simpelthen på papiret eller computeren - fuldstændig tom for idéer eller løsninger til en videre progression i skriveprocessen. Mange laver overspringshandlinger, som kan være at løbe en tur, vaske tøj, lave mad, lufte hunden, surfe på internettet, eller man kan helt undgå at skrive, da det kan være en pinefuld oplevelse.

Skriveblokering kan antage mange former og kan have mange årsager. Blandt dem kan være manglende engagement i det man skriver, manglende tiltro til det man skriver, dårlig forberedelse eller en illusion om at det første udkast skal være perfekt. Skriveblokering er ikke et tegn på, at man har fejlet, det er derimod et tegn på, at man måske skal angribe processen en smule anderledes og bør også være en erkendelse af, at det kan være hårdt arbejde at lave et ordentligt produkt.

Hvordan overkommer man skriveblokering, og hvordan kommer man i gang?

Det skulle gerne være sjovt at skrive i stedet for at være pinefuldt eller intimiderende. I litteraturen er der beskrevet flere forskellige metoder til, hvordan skriveblokering kan håndteres og overkommes. Blandt dem kan være det at holde en pause, lave noget andet og få arbejdet på afstand, hvis det er fuldstændig umuligt at tvinge kvalitet ned på papiret. Så skal man måske undlade det og skal ikke føle sig skyldig over det.

En anden metode er non-stop-writing: der er en proces, hvor man i et afgrænset tidsinterval, f.eks. 10 minutter, skriver nonstop omkring det emne, man skal beskæftige sig med. Det handler simpelthen om, at man får formuleret en masse tanker omkring emnet, tanker der ikke nødvendigvis behøver at være sammenhængende. På denne måde vil man kunne få "hul på bylden" og komme videre i sin skriveproces.

Overcoming writers block

- **getting started is the hardest part**

- **no shame in resorting to crutches**
  - **dictaphone**
  - **modular writing - start with what is at the top of the mind**

forskerkurser.dk

En yderligere metode er modulær skrivning: dette er en proces, hvor man deler skriveprocessen eller den videnskabelige artikel op i flere delelementer, og man så starter med at skrive det, man kender bedst eller har mest lyst til. I videnskabelige orginalartikler, der har en klassisk opbygning, vil det ofte være metode-afsnittet, der har en præcis og ofte entydig opbygning og er lettest at skrive.

Den modulære skrivning kan også appliceres på selve skriveprocessen overordnet i den forstand, at man kan dele det at skrive artikler op i flere forskellige faser. Eksempler på faser kan være forberedelse, hvor opgaven defineres, det kan være organisering, hvor opgaven researches og forberedes, det kan være selve skrivefasen, og det kan være korrekturfasen. Ved at splitte skrivefasens delelementer op i faser vil man kunne frigøre mental kapacitet til at koncentrere sig om et mindre emneområde af gangen og dermed lettere kunne få overblik.

Overcoming writers block

- **find an environment with no distractions**
  - **long drives**
  - **walking around**
  - **borrowed beach house or motel room**

- **eliminate distractions in common environment**
  - **hard to control this one**

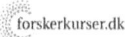
forskerkurser.dk

Mulighed for at publicere i danske tidsskrifter

Det kan være nemmere at starte med at publicere i tidsskrifter på dansk. Vi har Ugeskrift for Læger, som er grundlagt tilbage i 1839. Herudover har vi også danish medical journal (DMJ,) som redigeres af den samme redaktion som Ugeskrift for Læger, men artiklerne i DMJ er alle på engelsk. DMJ er faktisk et af de allerførste om ikke det første open access tidsskrift, og det blev grundlagt helt tilbage i 1954.

Ugeskrift for Læger
www.ugeskriftet.dk
grundlagt 1839

Danish Medical Journal
www.danmedj.dk
grundlagt 1954

forskerkurser.dk

I DMJ kan man få trykt originalartikler, protokolartikler, systematiske reviews, kliniske guidelines og afhandlinger. De kliniske guidelines kommer fra specialeselskaberne, så det er ikke her, du skal forsøge publikation. Imidlertid er det et udmærket sted at få publiceret, dels sin originalartikel eller sin første protokolartikel eller systematiske review. Bedømmelserne i DMJ er oftest på dansk, da man typisk anvender danske specialister til peer review på lige fod med Ugeskrift for Læger. Det er derfor rimelig simpelt at gå til, og hvis artiklen accepteres, undergår den sprogbehandling. Der er derfor ingen grund til de store bekymringer vedrørende det engelske sprog. En meget stor fordel ved publikation i DMJ er, at det er et open access tidsskrift, og der er derfor fri adgang til at læse artiklerne for alle i hele verden.

types of papers in DMJ

- original articles
- protocol articles
- systematic reviews
- clinical guidelines
- DMSc theses
- ph.d. theses

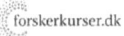
forskerkurser.dk

I Ugeskrift for Læger er alle artikler på dansk. Her kan man publicere statusartikler og kasuistikker, og begge artikeltyper er meget velegnede til de første artikler for ens publikationsliste. Der er selvfølgelig også ledere i Ugeskrift for Læger, men det er typisk ikke en artikeltype, man skriver som noget af det første. Lederartikler er gerne inviterede og kommer fra opinion leaders i Danmark. En statusartikel er et såkaldt narrativt review, og det vil sige en artikeltype uden en systematisk litteratursøgning bagved. Den fylder et par tryksider i Ugeskrift for Læger, hvilket typisk svarer til i alt ca. 10 manuskriptsider i Word med dobbelt linjeafstand. Kasuistikkerne i Ugeskrift for Læger er meget læste, men som vanligt ved kasuistikker bliver de ikke citeret særlig meget. Det er en rigtig god startartikel, fordi den er overskuelig i sit omfang og indhold.

types of papers in UFL

- **editorials (from editors and others)**
- narrative reviews (statusartikler)
- case reports (kasuistikker)

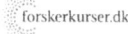

Før man indsender sin artikel, og dette gælder både til DMJ, Ugeskrift for Læger og til samtlige udenlandske tidsskrifter, så skal man grundigt overveje, om målgruppen for artiklen i det pågældende tidsskrift er den rigtige. Når redaktøren bedømmer artiklerne, som er indsendt til tidsskriftet, er det første man gør, at bedømme om målgruppen er korrekt. F.eks. nytter det ikke at sende en artikel om en speciel operationstype på hunde til f.eks. Ugeskrift for Læger. Dette vil være helt forkert. Et andet aspekt, man bedømmer som redaktør, er, om artiklen er original, dvs. om den bidrager med ny viden, og om det er en god historie til læseren. Enhver artikel skal naturligvis fange læserens opmærksomhed, og dette gælder også for de danske tidsskrifter. Man vurderer selvfølgelig også, om artiklen er publiceret før, og hvis dette er tilfældet, bliver den selvsagt prompte afvist. Man skal kunne følge teksten, og derved kunne reproducere forskningen, og det skal være nemt at følge teksten. Det vil sige, at teksten skal være nem at læse uden for mange vanskelige sætningskonstruktioner og for mange fremmedord. Dette er faktisk et ret vigtigt kriterium.

Criteria for evaluation of papers

- **is the target audience correct?**
- **originality: is it new? is it a good story?**
- **impact: an important step forward?**
- **first time publication?**
- **can it be reproduced?**
- **clarity: easy to follow the text?**

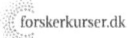
forskerkurser.dk

Hvorfor bliver en artikel så afvist af tidsskriftet? Dette kan skyldes, at teksten er vanskelig at læse, eller nogle gange faktisk helt umulig at læse og forstå. Der skal være et klart budskab, og hvis dette ikke er til stede, dvs. hvis formål og konklusion ikke rigtigt passer sammen, så kan det også betyde afvisning. Hvis man har ignoreret manuskriptvejledningen, så er det en oplagt grund til afvisning, så husk at læse manuskriptvejledningen i detaljer, og følg den punkt for punkt. Der er ikke plads til at undvige de forskellige krav, som er angivet i manuskriptvejledningen. Endvidere kan artiklen selvfølgelig afvises, hvis den ikke er relevant for det pågældende tidsskrift, idet målgruppen ikke passer til tidsskriftets læserskare. F.eks. skal man ikke sende en artikel til et alment medicinsk tidsskrift som f.eks. DMJ, hvis artiklen handler om noget meget detaljeret og specielt. I givet fald skal den til et specialtidsskrift. Endelig er det helt oplagt, at artiklen vil blive afvist, hvis man ikke retter sig efter redaktørens anvisninger. Dette er tilfældet, når man får artiklen tilbage efter første runde peer review, og her vil redaktøren typisk i følgebrevet anføre nogle krav, som man skal efterleve. Dette kan f.eks. være at slette en figur eller ændre noget andet på opsætningen i artiklen. Dette skal efterleves og gør man det ikke, så er artiklen per definition afvist.

Why rejection?

- difficult (or impossible) to read
- no clear message
- instructions to authors ignored!
- not relevant for this journal – remember the target audience!!!
- author does not comply with editors directions

forskerkurser.dk

Forfatterskab

Forfatterskabsbegrebet er forskelligt for forskellige videnskabelige områder. Inden for den biomedicinske forskning er det dog relativt simpelt, idet International Committee of Medical Journal Editors (www.icmje.org) har udstukket retningslinjer for, hvad der skal til for at være forfatter på biomedicinske artikler. Dette følges af stort set alle tidsskrifter inden for det biomedicinske område. Der er fire kriterier, som alle skal opfyldes:

Criteria for authorship (www.icmje.org)

authorship is based on substantial contributions to all these 4 criteria:

1. **conception and design, acquisition of data, or analysis and interpretation of data**
2. **drafting the article or revising it critically for important intellectual content**
3. **final approval of the version to be published**
4. **multicenter accountability**

forskerkurser.dk

Alle forfattere skal således opfylde alle 4 kriterier som nævnt ovenfor. Man skal dog f.eks. for kriterium 1 kun opfylde et af underpunkterne. Hvis man f.eks. kun har deltaget i dataindsamling (acquisition of data) er punkt 1 fuldt opfyldt for vedkommende. Herefter kan man så deltage f.eks. i den kritiske revision af artikeludkastet og herefter godkende det endelige produkt til indsendelse til tidsskriftet. I en sådan situation er man fuldgyldigt medlem af forfattergruppen.

Reglerne er meget simple, idet man skal være forfatter, hvis man opfylder disse 3 kriterier, og man må ikke være forfatter, hvis man kun opfylder 1 eller 2 af kriterierne. Hvis man kun opfylder 1 eller 2 af kriterierne, nævnes man i stedet under taksigelser (acknowledgements) som bidragyder til det videnska-belige arbejde.

De fleste tidsskrifter kræver, at man underskriver en forfatterskabserklæring, når man indsender sin artikel, hvor man redegør for, om man opfylder kriterierne eller ej. Enkelte tidsskrifter har valgt et maksimum tilladeligt antal forfattere på en artikel, men dette er for så vidt forkert. Hvis forfatterne alle underskriver en erklæring om, at de opfylder de 4 kriterier, så kan tidsskriftet i princippet være ligeglade med, hvor mange forfattere der er på den pågældende artikel. Inden for det biomedicinske område er antallet af forfatterne typisk ca. 3-15 for en enkelt artikel, men nogle arbejder, specielt multi-center studier, kan have rigtig mange forfattere. "rekorden" inden for det biomedicinske område er ca. 1000 forfattere på en enkelt artikel, og dette er jo nok lige i overkanten. Indenfor f.eks. astrofysik og lignende discipliner gælder helt andre regler for forfatterskab, og her er det slet ikke ualmindeligt, at have over 1000 forfattere på en enkelt artikel.

Et generelt godt råd til den unge forsker er ikke at fokusere så meget på antallet af forfattere på artik-len, men derimod at sikre sig uden nogen som helst tvivl, at de personer som står på listen af forfattere, alle uomtvisteligt opfylder de 3 forfatterskabskriterier udstukket af ICMJE. På denne måde holder man sin sti ren, og det kan ikke understreges nok, at reglerne for forfatterskab selvfølgelig skal overholdes 100%. De aktuelle forfatterskabskriterier fra ICMJE bliver i øjeblikket diskuteret i ICMJE, og det er muligt, at der inden for ca. 1 år kommer en lettere revision af kriterierne.

Det er første-forfatterens ansvar at inddrage de øvrige medforfattere i f.eks. revisionsprocessen, så alle opfylder forfatterskabskriterierne. Det er derfor vigtigt at kende kriterierne og være opmærksom på det i hele forløbet i arbejdet med artiklen. Et eksempel er f.eks. i større multicenter-studier, hvor man måske har aftalt, at inklusion af 10 patienter til undersøgelsen berettiger til et medforfatterskab. Dette betyder ikke, at medforfatteren blot skrives på forfatterlisten uden yderligere bidrag end at levere 10 patienters data. Dette går selvfølgelig ikke, idet man så kun opfylder kriterium 1 i forfatterskabskriterierne. I sådanne tilfælde er det første forfatterens ansvar at inddrage medforfatteren også i revisionsprocessen og sørge for endelig godkendelse af det finale produkt til indsendelse til tidsskriftet.

Det er en god idé, inden sådanne multi-center studier startes, at udarbejde en regelret forfatterskabskontrakt med de deltagende centre, så der ikke nærer tvivl om reglerne for med-forfatterskab. Et eksempel på et sådan aftalegrundlag kan ses på

Http://www.ssorg.net/index.php/download_file/view/124/111/

Medical writers

Medical writers er typisk højt uddannede og viden-skabelige trænede personer, ofte med ph.d. Eller lig-nende akademiske grader i bagagen. Typisk udfærdi-ger personen forsøgsprotokoller, fondsansøgninger o.lign., men kan bestemt også deltage i regelret arti-kelskrivning.

Det er meget udbredt at arbejde sammen med en medical writer f.eks. i USA og flere steder i europa, og der eksisterer faglige sammenslutninger for disse personer (american medical writers association og european medical writers association). En medical writer er typisk ikke medforfatter, idet vedkommende ikke opfylder forfatterskabskriterie nr. 1. En medical writer kommer ind i processen ved typisk at levere første udkast til artiklen, hvorefter produktet går til-bage i forfattergruppen til kritisk revision og endelig godkendelse til submission. Man kan derfor se en medical writer som en bidragsyder til forskningspro-cessen på lige fod med f.eks. en forskningssygeplejer-ske, der indsamler data eller en statistiker, der hjælper med den statistiske analyse eller laboranten, der undersøger blodprøverne.

Anvendelse af medical writers er ikke udbredt i Danmark, men man kan tænke sig i takt med kondensering af forskerne i større forsk-ningssamarbejdende grupper, at anvendelsen af medical writers vil stige fremover.

☐

Sprog

Hvad betyder sproget i videnskabelige artikler og hvorfor er det vigtigt?

Sproget og formuleringen af ordene er det vigtigste i artikler. Det er det eneste læseren sidder med. Et godt udført studie og en elegant udført undersøgelse, der er dårligt skrevet og formulere, giver læseren et dårligt indtryk. Du skriver for at blive læst! Derfor skal alle tiltag i skriveprocessen rettes imod at øge læsevenligheden og læseoplevelsen. Ydermere skriver vi ofte på engelsk, så vi kan få vore resultater læst af et større publikum, og siden engelsk er det dominerende videnskabelige verdenssprog er det oplagt. Det kan dog nogle gange medføre udfordringer for danske forfattere, der i den henseende er sprogligt på udebane.

General trends in scientific publication

- **make it easy to read (and easy to write)**
- **clear (end few) messages**
- **use easy language, not fancy scientific**
- **paper versions more "magazine-like" and online versions more hardcore science**
- **journalists are coming on to the stage**

forskerkurser.dk

Når man igennem en længere tidsperiode har arbejdet intenst med et givet emne, så kan man have lyst til at vise omverdenen, hvor meget man rent faktisk ved om det her emne ved at bruge lange svære ord, lave lange komplicerede sætninger og bruge svære begreber. Det skal man ikke gøre. Nogle forfattere, specielt uerfarne, forsøger ofte at give udtryk for, at de er på et højere fagligt niveau ved at skrive med flotte og lange fremmedord frem for at anvende en mere simpel sproglig form i videnskabelige artikler. Lad være med at række ud efter ordbogen på hylden eller søge på nettet efter synonymer. Det er tegn på, at du er i gang med unødigt at forfine dit sprog, og derved gøre det sværere at læse. For at noget er godt og nemt at læse og dermed nemt at huske, kræver det, at man anvender korrekte gode ord, som ikke er for komplicerede, at man har en god syntaks, og at der er en god sproglig rytme i det, man skriver.

Det at skrive, herunder også at skrive videnskabelige artikler, handler ikke om, at man kun skal skrive ord på papir og så glemme dem igen. Det er en proces, hvor man forbereder sig, man researcher, man tænker kritisk over, hvad det er for et indhold man vil skrive, og man formulerer formen ved afsnit/sætninger. Inden man begynder at skrive, skal man være opmærksom på, at alle har sin egen skrivestil. Det er helt i orden, at man giver sin videnskabelige artikel et personligt præg. Det er jo ens eget produkt, og det gør ikke noget, at det kommer til udtryk, at det er én selv der har skrevet dem. Dog skal man være opmærksom på, at skrivestilen ikke må clinche med tidsskriftets skrivestil, og man skal ligeledes være opmærksom på, at man skal være konsistent med sin egen skrivestil. Det vil sige, at man skal skrive på samme måde gennem hele artiklen. Ligeledes er det vigtigt at tage stilling til, hvad det er man skriver og til hvem. Der er forskel på at skrive en videnskabelig artikel, et bogkapitel, en lærebog, en videnskabelig blog eller en patientinformation. Man skriver forskellige ting på forskellige måder.

Den videnskabelige artikel

En videnskabelig artikel er til for at formulere resultaterne fra et udført forsøg til en skare af læsere. For at den videnskabelige artikel kan udøve sit formål, skal den være klar, koncis og præcis. Forfatteren er specialisten, som kender stoffet, og forfatteren kan undertiden komplicere stoffet mere end nødvendigt. Man skal huske på, at man skriver til et internationalt publikum, hvis første sprog sjældent er engelsk. Derfor er det vigtigt, at man udvælger sine ord med omhu, at man definerer svære begreber og forkortelser, at man bruger de rigtige ord de rigtige steder, og at man skriver i korte præcise sætninger, alt sammen så man giver læserne de bedste forudsætninger for at forstå, hvad man har skrevet. Skriver man på denne måde, øger man også sandsynligheden for, at læseren gider læse hele ens artikel. Man kender det jo fra sig selv, at hvis man skal læse noget, der er unødigt langt, kompliceret eller uforståeligt, så mister man hurtigt trangen til at læse det, og i en verden hvor tilbuddet og udbuddet af videnskabelige artikler er enormt, handler det om at fastholde læserens opmærksomhed. Dette gøre overordnet ved at artiklen er let at læse og forstå.

Sproglige virkemidler – afsnit og sætninger

Det er ikke ret svært at skrive kompliceret – det er derimod svært at formidle komplicerede budskaber, så læseren forstår det. Tænk hvis der ikke var afsnit i artikler eller i et lærebogskapitel. Det ville visuelt og typografisk være meget massivt og intimiderende for læseren. Det ville være meget svært at få overblik.

Videnskabelige artikler har groft sagt de samme afsnitsopdelinger, uanset hvilket tidsskrift de publiceres i. En originalartikel er f.eks. opdelt efter IMRAD (introduction, methods, results and discussion), hvilket hjælper den erfarne artikellæser til hurtigt at få et overblik over en artikel. Man guides af forfatteren gennem manuskriptet, når der er afsnit. Afsnit opfordrer til at man holder pauser, at man kan reflektere over budskabet, og man kan hurtigt få overblik. Ligeledes repræsenterer de enkelte afsnit en logisk tankerække og argumentation gennem artiklen. Der findes ikke en gylden regel for, hvor langt et afsnit skal være. Det kommer helt an på publikationstypen, indholdet, skrivestilen samt målgruppen. Dog må det siges, at afsnit kortere end 4-6 linjer nok mere repræsenterer fragmenter end selvstændige afsnitsargumentationer. Et meget langt afsnit kan med fordel opsplittes i flere mindre afsnit. Der synes at være en tendens til, at afsnit i e-bøger og i andre publikationer specielt beregnet til læsning på elektroniske platforme som smartphones og tablets er noget kortere end afsnittene i skriftlige publikationer som f.eks. klassiske videnskabelige artikler.

Har man fast definerede afsnit, som er gengangere i den type artikel man skriver, eller har man brug for at guide læseren gennem svære passager, så kan man anvende afsnitsstoppere og afsnitsstartere. Et eksempel på dette kan være underoverskrifter som i videnskabelige artikler vil være introduction, methods, results and discussion. Under metodeafsnittet kan man i tilfælde, hvor metoden er særlig kompliceret at forstå, underopdele afsnittene i eksempelvis patienter, monitorering, intervention, databehandling, statistik, tilladelser og etiske godkendelser. Det gælder generelt om at koble afsnittene logisk sammen samtidig med, at man adskiller dem tilstrækkeligt, så der kun behandles ét emne i ét afsnit. Man kan vælge at introducere det nye indholdsmæssige vigtige ord i starten af afsnittet, så læseren ved, at der er kommet et emneskifte.

Ligesom hele artikler eller sætninger skal have struktur, så skal afsnit også have deres egen indbyggede struktur. I den henseende kan man bruge metaforen om den omvendt sproglige indholdsmæssige trekant. Man skal forestille sig, at læseren konstant har travlt med at løbe videre til næste artikel, det næste tidsskrift, det næste afsnit. Så snart det bliver kedeligt, svært, uoverskueligt, uforståeligt eller irrelevant for læseren, er der risiko for, at læseren forsvinder videre til næste læseemne. Et godt råd er derfor, at starte hvert afsnit med det vigtigste. Start hvert afsnit med pointen. Pointen skal ikke gemmes til slutningen men trækkes op foran. Herefter kan argumentationen for pointen komme.

Afsnit kan have forskellige funktioner afhængig af, hvor de står henne i artiklen. De første afsnit i en videnskabelig artikel er ofte narrative afsnit. Det er fortællende afsnit opbygget som små historier, der bygger spændingen og relevansen for artiklen op. Det kan eksempelvis være introduktionen og formålet. De starter oftest med at pointere, hvad der er sket i fortiden, hvad problemerne er i nutiden, og hvad studiet så vil hjælpe os til at udføre i fremtiden. Herefter kommer der nogle beskrivende afsnit i form af metode og resultatafsnit. Afsnittene i en diskussionspassage har mere karakter af at være argumentative afsnit. Disse afsnit er baseret på evidens. De studier, der henvises til, præsenteres ikke i kronologisk rækkefølge men i relevans-rækkefølge.

Sætninger

Et kort og præcist budskab er oftest noget der bliver husket. Omvendt er det kortest mulige budskab måske ej heller at foretrække, da meningen kan trækkes ud af meget korte budskaber og derved gå tabt. Det er vigtigt, at man formulerer korte præcise sætninger. Omvendt skal man være opmærksom på, at hver gang man forkorter en sætning, skal man derfor kritisk tage stilling til, om budskabet er forblevet korrekt og intakt. Man må gerne tænke på at variere sætningslængden, så man undgår monotone opremsninger i artiklen og som hovedregel skal man gerne holde sætninger korte, på ca. 15-20 ord hvis det er muligt.

Sprogets delelementer

Sprogets flow er vigtig i al skrift. Når sproget flyder elegant af sted, så kommer de enkelte sætninger og ord, som læseren forventer, de skal gøre. Flow repræsenterer ordenes, sætningernes og afsnittenes indbyrdes relation og opbygning. Hvis der er godt flow, så er tanker og mening klart forbundet i hvert afsnit. Der er god længde på såvel sætninger som afsnit, og for at opnå dette, kan man med fordel anvende diktering.

Ligeledes er det vigtigt, at videnskabelige artikler er tydelige. Med det menes, at det skal fremstå klart og præcist, hvad man mener, og det er vigtigt, at man med nøjagtighed vælger de korrekte ord til at beskrive, det man mener, så den rigtige evidens skal beskrives med de rigtige ord med den rigtige mening.

Til sidst skal fremhæves sproglig sparsommelighed. Ord er dyre for tidsskrifter, og man skal derfor nøjes med at skrive det absolut mest nødvendige. Det kan ikke undgås at lave stavefejl eller slåfejl. Alle laver dem. Det er bare vigtigt, at man finder dem og retter dem, inden man sender sin artikel til tidsskriftet. Slåfejl og stavefejl giver et dårligt indtryk af artiklen og dermed af forfatteren også. Ydermere kan nævnes, at det er vigtigt, at man anvender de rigtige måleenheder. Det være sig tal, numre, forkortelser, navne, referencetyper, generiske medicinske navne i stedet for handelsnavne. Af grammatiske forhold skal det undgås at bruge flere navneord i træk. Det er vigtigt at bruge aktiv form frem for passiv, da det er mere interessant at læse. Dermed skriv hellere, hvem der har gjort hvad, i stedet for hvad der er gjort af hvem. Man skal tjekke, at verberne står i den rigtige form, og at de korresponderer med de navneord, de henfører til.

Generelt er skrivestilen i videnskabelige artikler altid datid. Man beskriver studier, der er foretaget, og man bør reservere nutid til endegyldige sandheder. Angående korrektheden og nøjagtigheden i videnskabelige artikler, er det meget vigtigt, at man passer på ord med dobbeltmening og fremmedord. Helt generelt skal sproget holdes simpelt. Man skal undgå jargon og slang og ikke bruge tomme fraser og unødvendige ord. Afslutningsvis skal nævnes, at en case er en episode af sygdom. En patient er den person, der har brug for behandling mod sygdommen. Cases indlægges ikke – det er personer der indlægges.

At skrive på engelsk

For danske forfattere er det at skrive på engelsk svært i starten, men noget der kan læres. Det er trods alt et fremmedsprog. Man skal undgå preface kommentarer som "it has long been known that", da det er tomme ord og fraser, der ikke tilfører værdi til sætningen. På engelsk bruges ofte kommaer til at separere opremsninger, hvor kolon anvendes introducerende til en liste af opremsninger. Semikolon anvendes ikke så hyppigt på engelsk, og hvis man overvejer, om semikolon skal være der, så bør man nok overveje, om der skal anvendes et punktum i stedet. Apostroffer på engelsk er generelt svære at bruge, og det er forvirrende at huske. Det bruges, når der skal sættes bestemt form på ord og bruges i den henseende, at det hedder 's bortset fra når ordet ender på s, så sættes kun en '. Man skal overveje at erstatte navneord, der på engelsk ender på ion med det tilsvarende verbum. Er der flere ord i en sætning, der ender på ion så skal man være på vagt og revidere denne, da det er svært at læse.

Forberedelsesfasen

Inden man går i gang med at diktere/skrive første udkast til artiklen, er der nogle ting, man skal have styr på.

Det er vigtigt allerede på nuværende tidspunkt at bestemme, hvem der skal være medforfattere og rækkefølgen af disse. Tag et møde med din vejleder og potentielle medforfattere, og diskuter dette. Det er vigtigt at tage evt. Uenigheder om forfatterskabet op tidligt i opløbet. Første-forfatteren vil typisk være den, der lægger det meste arbejde og skriver det første udkast. Sidste-forfatter er typisk den, der har fået idéen til artiklen og været videnskabelig vejleder undervejs i forløbet. Brug vancouver-kriterierne (www.ICMJE.org) til at undersøge, hvem der er berettiget til at være medforfatter. Opfylder man ikke vancouver-kriterierne, er man ikke berettiget til at være medforfatter, uanset om man er studerende eller professor. De fleste tidsskrifter følger vancouver-kriterierne, så dette kan bruges som argument, hvis en person uretmæssigt kræver et medforfatterskab. Personer, som ikke opfylder vancouver-kriterierne, men som har bidraget til artiklen, kan nævnes i "acknowledgements"-afsnittet i artiklen. De vil være såkaldte contributors.

how to write an original article
preparations

- what is the message for the reader?
  - KEEP IT SIMPLE !!!
- which journal are you aiming for?
  - be realistic and yet ambitious
- find instructions for authors and read carefully
- make data analysis, statistical tests, tables and figures
- organise the ideas; brainstorm – takes time!
- find literature, read, and sort references according to IMRAD – make piles to each paraghraph in the discussion-section
- make reference list
- detailed manuscript outline

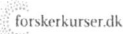

forskerkurser.dk

Hvis du allerede tidligt i processen ved hvilket tidsskrift, artiklen skal sendes til, kan det være en god idé at læse "instructions for authors", inden man går i gang med at lave dispositionen og første udkast. Her kan man få information om, hvordan artiklen opbygges i de forskellige tidsskrifter inkl. Begrænsninger i evt. "word count", og man har derfor mulighed for at korrigere dispositionen og dermed spare tid, ift. At skulle korrigere dette i den færdige artikel, hvor det ofte er meget mere tidskrævende.

Husk at al dataanalyse og statistik skal være klart på nuværende tidspunkt. Alle grafer og tabeller og resultater skal være printet ud. Det er vigtigt at have klarlagt sig dette fuldstændig, fordi laver man artikeludkastet på baggrund af, hvad man tror resultaterne viser, risikerer man at skulle skrive hele artiklen om, såfremt resultaterne viser noget andet. Alle referencer, som man skal bruge i artiklen, findes og læses så grundigt, at man kan dem udenad, i hvert fald de overordnede resultater og budskaber.

dictation technique
"write write write"

- *write first draft of the full article in one single shot!*
- *don't look back – "write write write" - never rewind*
- *use only one day!*
- *references only on the table this once!*

writing style
    short sentences, use simple words
    avoid unreadable "scientific" language
    use a smartphone!

forskerkurser.dk

Når man skal diktere sit første udkast til artiklen, så er det afgørende, at dette gøres i én enkelt seance. Det vil sige, du skal først gå i gang, når du ved, at du har tiden til at færdiggøre dikteringen af den fulde artikel. Dette tager typisk 2-4 timer første gang, man prøver det, men kan selvfølgelig variere i tidsforbrug. I selve dikteringsperioden er det væsentligt ikke at se sig tilbage. I princippet skal man ikke spole tilbage på diktafonen/smartphonen, men det kan nogle gange ikke helt undgås. I princippet skal du blot diktere løs på fuld fart. Siger man noget slutter, så siger man blot "new line", og så siger man det simpelthen igen. I det første transskript, som kun ses af dig, sletter man her den første udgave af sætningen, som var forkert. Når man anvender denne metode, har man kun referencerne fremme på bordet denne ene gang, og i princippet kan man smide dem ud bagefter, selvom man selvfølgelig gemmer dem. Når man bruger denne metode til at diktere sine artikler, får man automatisk et niveau for sproget, hvor der anvendes korte sætninger med relativt simple ord. Man undgår det ulæselige skriftsprog med indskudte sætninger og svære lange ord. Man skal sigte mod at ramme et skriftsprog, når man dikterer. Dette er måske lidt selvmodsigende, men når man gør dette, så vil man automatisk ramme et sprogligt niveau, som ligger imellem det talte sprog og skriftsproget. Det udstyr, du har behov for til dikteringen, er typisk en smartphone eller en ipad. Hertil skal du anvende et program, dvs. en app som kan optage en lydfil. Der er en række forskellige tilgængelige apps til dette, og en del af dem er også gratis. Vi har forsøgt os med mange forskellige gennem årene, og er landet på en lidt dyr app, som hedder "dictate + connect". Denne koster ca. 100 kroner, men den er fuldstændig driftsikker, og kan optage også lange lydfiler, uden at programmet går ned undervejs. Man kan endvidere ændre på typen af lydfiler, mikrofonens følsomhed osv. Den fungerer fuldstændig som en almindelig diktafon i øvrigt, og er derfor meget let at betjene. Til transskriberingen anvender vi "dragon dictation". Dette er software, som fås til både pc og mac, men det kan kun transskribere engelsk. Dikterer man på dansk, har man brug for gammeldags transskribering, enten ved at gøre det selv eller ved hjælp fra en sekretær. Dragon dictation er såkaldt intelligent software, dvs. at det lærer af sine fejl og bliver bedre, jo mere man bruger det. Man skal lave sin egen profil i programmet, hvor man opøver dens ordforråd, og den lærer din udtale og accent at kende.

required "equipment"

- iPhone, iPad, iPod touch, android smartphone
- Dictate + connect (app – ca. 100 kr.)
- dragon dictation (PC software), secretary or yourself

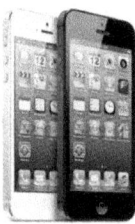 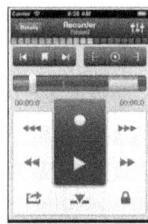 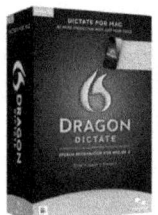

forskerkurser.dk

Revisions (several)

- correct typing errors
- move paragraphs
- work on weak paragraphs

- title page, acknowledgements, abstract, tables, figures, cover letter, copyright etc.

- references

forskerkurser.dk

Når man får sit transskriberede diktat første gang tilbage, består den første revision af, at man retter forskellige fejl i transskriberingen. Man kan måske flytte en anelse på de forskellige afsnit, selvom dette ikke bør være nødvendigt, når man har lavet en meget grundig disposition forinden. Typisk vil man i den første revision også selv skrive title page og måske acknowledgements, abstractet, man arbejder færdigt på tabeller og figurer og måske cover letter og conflicts of interest etc. Endvidere skal man have styr på sin referenceliste, men det er for tidligt at ændre numrene så det står i den helt korrekte rækkefølge. Dette gøres først, når den har været rundt hos medforfatterne, så man er sikker på, at der ikke skal flyttes mere rundt på teksten.

co-authors involvement

- **criteria for authorship (www.icmje.org)**
- **get critical feedback from all co-authors**
- **revise (normally accept all co-author corrections) – if contradictory then you decide**
- **get final approval from co-authors**
- **submit**

forskerkurser.dk

Nu er det så tid til at involvere medforfatterne igen. De var selvfølgelig med i processen for udarbejdelse af dispositionen, så de er i princippet enige om artiklens opbygning og fortolkning af resultaterne. Dette er vigtigt, da det ellers kan blive meget arbejdstungt, hvis der skal laves for meget om her i denne fase. Det reviderede manuskript sendes nu rundt til medforfatterne for at få kritisk feed-back, idet dette er det andet forfatterskabs kriterium fra

ICMJE. Det er et absolut krav, at alle medforfattere bidrager til den kritiske feed-back. Man får nu feed-back tilbage fra alle medforfatterne, og det er nu din opgave som første forfatter at revidere artiklen i henhold til disse kommentarer og rettelser. Når den er færdigredigeret (dette kan tage typisk 2-3 retterunder med medforfatterne), skal artiklen igen sendes ud til samtlige medforfattere til såkaldt "final approval". Dette er kriterium nummer 3 i ICMJE forfatterskabskriterierne, og derfor igen et ufravigeligt krav, for at man kan være medforfatter. En typisk måde er, at man sender det færdige manuskript rundt en sidste gang og beder om final approval indenfor 24 eller 48 timer, hvorefter artiklen kan indsendes til tidsskriftet.

Artiklens opbygning

Videnskabelige artikler inden for det sundhedsfaglige område ombygges typisk efter IMRAD-konceptet. Dette koncept bygger på ideen om at lave en simpel og klar opbygning af artiklen, opdelt i fire hovedafsnit som hver svarer på et simpelt spørgsmål.
IMRAD står for følgende:

- introduktion: hvilket spørgsmål stilles?
- metode: hvordan blev dette undersøgt?
- resultater: hvad fandt vi?
- diskussion: hvad betyder disse fund?

En klassisk videnskabelig artikel er opbygget af disse fire hovedafsnit, hvorunder hvert behandlet emne tildeles ét underafsnit. Man starter således med at redegøre for, hvorfor det er relevant at initiere studiet. Efterfølgende forklares hvordan man undersøger problemet. Herefter hvad man finder, og til sidst hvad betydningen af disse fund er. Ved at gøre dette har man svaret på det spørgsmål, man stillede i introduktionen.

Titel

På grund af det tiltagende udbud af videnskabelige tidsskrifter inden for sundhedsvidenskaben og dermed store udbud af videnskabelige artikler, er titlen på artiklen blevet tiltagende vigtig. Når en forsker foretager en litteratursøgning, vil vedkommende ved selv en meget fokuseret søgestrategi ofte finde adskillige hundrede artikler. I databaserne, hvor disse artikler søges, bliver de præsenteret som titler. Da udbuddet er så enormt, betyder det, at artiklens titel bliver meget væsentlig for at tiltrække læseren. Det bliver således et essentielt middel til at fange læseren ind, så vedkommende er villig til at fremskaffe den fulde artikel og læse denne. En dårlig titel forringer derfor muligheden for at få sit videnskabelige budskab udbredt.

Title

purpose is to catch the readers attention

- **don't pose a question – give the answer!**
- **include a verb**
- **no question marks etc. (? ! "" % &)**
- **no place or year (only if very important)**

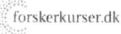
forskerkurser.dk

En titel kan være informativ eller indikativ. Den informative titel giver svaret allerede i titlen, og dermed hvad budskabet er med artiklen. Den indikative titel fortæller, hvad artiklen handler om og er derfor mere beskrivende for studiet, men siger ikke nødvendigvis noget om, hvad man er kommet frem til.

Ud fra vores bedste overbevisning (og støttet af journalister) er det en fordel om muligt at have en informativ titel, da titlen skal fange læseren ind. Det interessante budskab man har med artiklen, skal derfor stå i titlen og være en slags "teaser" for læseren. Har man negative resultater, kan det dog være kompliceret at lave en interessant titel. Men man skal huske, at det også kan være interessant at vide, at der ikke er en sammenhæng mellem to ting (f.eks. "p-piller øger ikke risikoen for blodpropper"). Derfor når du laver en titel, så giv svaret med det samme, stil ikke spørgsmålet i titlen!

En titel skal være kort, præcis, direkte, skrevet i et simpelt og ikke kryptisk sprog, med et klart budskab, og så må den ikke være kedelig. Brug ikke spørgsmålstegn, semikolon, kolon og bindestreg. Undlad om muligt referencer til dyr, da dette risikerer at tiltrække unødig interesse fra dyreretsforkæmpere. Angiv ikke tid, sted og antal for studiet, med mindre dette er meget relevant. Angiv derimod gerne forsøgets natur, hvis dette er relevant, f.eks. hvis vi taler om et dobbelt-blindet, randomiseret studie. Dette er vigtigt, da det siger noget om kvaliteten af studiet, og dermed kan indfange flere læsere.

Abstract

Som nævnt i foregående afsnit vil forskeren der laver en fokuseret søgning få præsenteret hundredvis af artikler. Forskeren præsenteres i databasen umiddelbart kun for overskrifterne på artiklerne, men kan ved et enkelt klik få direkte adgang til abstraktet for artiklen.

For at få adgang til den fulde artikel, kræver det ofte, at man betaler en afgift for at hente artiklen, eller at man gennem sin arbejdsplads eller uddannelsessted har abonnement på de givne tidsskrifter. Dvs. at komme fra abstrakt til fuld artikel kan i mange tilfælde være en kompliceret proces. Dog er mange "open access" tidsskrifter på vej frem i disse år, hvor fuldtekst artiklerne er frit tilgængelige for alle.

Uanset tidsskrift er det, ligesom med titlen, m-get vigtigt, at man har et abstrakt af en høj kvalitet. Faktisk kan man argumentere for, at denne del af artiklen skal være den bedst skrevne. Dvs. den skal være formuleret kort med klare budskaber og i et enkelt sprog. Abstraktet skal fange læseren ind og gøre vedkommende interesseret, så man er indstillet på at yde den ekstra indsats det kræver at skaffe den fulde artikel.

Abstraktet er en kort beskrivelse af studiet med alle essentielle detaljer. Brug få ord i stedet for lange sætninger, undgå helst adjektiver og skriv konkret og neutralt. Abstraktet er som regel fra tidsskriftets side begrænset i antal ord, som regel max. 250 eller i området 200-400 ord. Hvis man har et stort studie med mange detaljer, kan det være utrolig svært at få plads til alle de vigtige ting på så få ord. Det er derfor en kunst at kunne fremhæve de essentielle ting kortest muligt. Et struktureret abstraktet er typisk opbygget af følgende:

- baggrund og formål
- metode (design, ramme, intervention, etc.)
- resultater
- konklusion

Et abstract til systematiske review og metaanalyser kan dog være mere omfattende, bade angående inddeling og omfang.

Mind-to-paper is an effective method for scientific writing.

Introduction: the problem of initiating the writing process is a well-known phenomenon, especially for young and inexperienced scientists. The purpose of this paper is to present an effective method to overcome this problem and increase writing efficiency among inexperienced scientists.

Material and methods: twelve young scientists within the medical/surgical fields were introduced to the mind-to-paper concept. The first and last article drafts produced by each of the scientists were scored for language complexity (lix number, flesch reading ease scale and gunning fog), flow, structure, length and use of references; and the results were compared.

Results: all participants produced one full article drafts during each of the three dictation days. When comparing the first and last article draft regarding time used, no significant difference was detected. In general, the manuscripts were of high quality on all evaluated parameters, but language complexity had increased in the final manuscript.

Conclusion: mind-to-paper dictation for scientific writing is an effective method for production of scientific papers of good initial quality, even when used for the first time by inexperienced scientists. We conclude that practicing this concept produces papers of an adequate language complexity, and that dictation as a writing tool

---

allows for fast transfer of ideas and thoughts to written text.

Funding: not relevant.

Trial registration: not relevant

Ref: Dan Med J 2013;60:a4593

Indenfor original forskning følger typisk abstraktet IMRAD-opbygningen, ligesom selve artiklen. Dog kan et abstract i nogle tilfælde være ikke-struktureret (uden afsnit). Når man skriver/dikterer sit første udkast til artiklen, er det en god ide også at lave et første udkast til abstraktet.

Det er en god måde at tjekke, om man har det nødvendige overblik over formål, metode, resultater og diskussion for at kunne gå i gang med at skrive artiklen. Har man ikke det fornødne overblik til at lave sådan et udkast til abstraktet, er man ikke klar til at skrive artiklen, og man skal derfor forberede sig bedre, inden man går i gang.

Inden man går i gang med at skrive abstraktet, så er det en fordel at tjekke kravene fra det tidsskrift, man har tænkt sig at sende ind til. Hvad er kravene til omfang og opbygning. Dette kan nemlig variere noget fra tidsskrift til tidsskrift.

Inden submission, er det god skik at tjekke abstraktet for konsistens med indholdet i artiklen. Nogle gange ændres indholdet af diskussionen efter abstraktet er skrevet, og det er en stor fejl, hvis der ikke findes samme overordnede budskaber og fokuspunkter som i artiklen.

Introduktion

I introduktionsafsnittet svares på spørgsmålet: hvorfor skal dette studie laves? Introduktionsafsnittet er som regel bygget op af to til tre afsnit. Det første af disse to afsnit handler om baggrunden og det næste om formålet med studiet.

IMRAD

INTRODUCTION

why is this study important?

- two paragraphs
  - set the clinical problem, explain the deficit in the evidence
  - establish your aim or hypothesis
- avoid a large number of citations in the intro
- long intros lose readers - make it brief

forskerkurser.dk

Når man beskriver baggrunden for studiet, er det vigtigt at identificere det hul i videnskaben, man vil udfylde med studiet. Man skal således retfærdiggøre, at det er nødvendigt at lave studiet. De to baggrundsafsnit sætter typisk scenen for studiet ved kort at ridse op:

- hvad er den kliniske problemstilling – hvorfor er dette her vigtigt?
- hvad ved vi fra den eksisterende litteratur på området, og hvad vi mangler at vide noget om (hullet i videnskaben)?

Hvis problemstillingen ikke er så kompliceret kan de nævnte to baggrundsafsnit med fordel sammenskrives til et enkelt tekstafsnit for yderligere at øge læsevenligheden.

Efter disse to afsnit (eller et) afsluttes introduktion med formålet/hypotesen, hvor man stiller forskningsspørgsmålet. Det er det spørgsmål, som studiet er designet til at svare på. Dette formuleres dog hyppigst som et formål i stedet for et spørgsmål (f.eks. "vi ønsker med denne artikel at præsentere evidensen for restriktioner om mobiltelefonbrug på hospitaler for på denne måde at bidrage til debatten om en mulig national konsensus på området").

33

Den første sætning i første afsnit er meget vigtig, da den skal fange læseren ind. Sørg derfor for, at den ikke er for kedelig. Hvis læseren synes, at den første sætning er kedelig, er der stor sandsynlighed for, at han/hun ikke læser videre. Den første sætning kan inddeles i tre typer:

- faktabaseret (f.eks. 10% af alle folk med blå bukser er arbejdsløse)
- alarmerende (f.eks. folk med blå bukser begår selvmord pga. Arbejdsløshed)
- diskussionsorienterede (f.eks. der har været megen diskussion i den seneste tid om, hvorvidt folk med blå bukser kan få arbejde).

Hold introduktionen så kort som muligt. Brug derfor gerne kun to-tre afsnit (et-to til baggrund og et til formål/hypotese). Brug kun få og essentielle referencer i introduktionen. Det er kun det baggrundsstof som er vigtigst for målgruppen, der skal præsenteres her. Husk aktualitet i referencer, da der typisk kan gå lang tid fra at studiet blev initieret, til at man skriver artiklen. Det er vigtigt at holde sig opdateret, så artiklens design og resultater sættes i rette kontekst. Husk at justere detaljeringsniveauet i teksten svarende til den målgruppe, du skriver til. Brug ikke "vi" og "jeg".

Metode

Metodeafsnittet besvarer spørgsmålet: hvordan undersøgte vi forskningsspørgsmålet/hypotesen? Det skal vise, at man har brugt den rigtige metode til at svare på forskningsspørgsmålet. Metodeafsnittet indeholder typisk fire til seks underafsnit og skal beskrive metoden i artiklen på et så detaljeret niveau, at studiet kan genskabes af en anden fagperson med relevant viden.

For alle originale studier beskrives forsøgsdesignet i følgende detaljer:

- hvordan er forsøgspersonerne udvalgt
- hvordan bliver de allokeret til grupperne?
-

For randomiserede forsøg, er det vigtigt også at beskrive

randomiseringsprocessen i detaljer:

- randomiseringsmetode
- hvordan var forsøgspersoner og investigatorer blindede?

Man beskriver inklusions- og eksklusionskriterier for studiet:

- inklusionskriterierne beskriver hvilke krav der var til individerne (f.eks. mænd over 60 år med forhøjet blodtryk). Der beskrives ligeledes, hvilke sygdomskriterier der skal være op-fyldt, dvs. hvordan defineres det helt præcist, at en patient har en given sygdom.
- eksklusionskriterierne beskriver, hvad der gjorde, at patienter der opfyldte inklusionskriterierne alligevel ikke kunne være med i studiet (f.eks. en 65-årig mand med forhøjet blodtryk men med nyresygdom).

Man beskriver de interventioner der er gjort i detaljer, og hvad man målte på (primære og sekundære "outcome"-parametre). Derudover beskrives de målemetoder (inklusiv præcision af målemetoden) man har brugt for at måle sine "outcomes", og hvilket apparatur der blev brugt dertil. Materialet (patienter, dyr m.m.) Klassificeres så detaljeret som muligt.

IMRAD

METHODS

how did we do it?

- **statistics and ethics in the last paragraph**
- **organise in chronological order**
- **if very difficult use subheadings**
- **do not self-plagiarize**

forskerkurser.dk

Laves litteraturgennemgange (systematiske reviews) er det nødvendigt præcist at beskrive den søgestrategi, man har brugt for at udvælge de studier, man har inkluderet. Typisk vil man angive den konkrete søgestreng. Derved kan de samme studier genfindes, hvis en anden forsker efterprøver søgestrategien.

Det sidste afsnit af metodeafsnittet skal indeholde:

- etiske overvejelser og angivelse af de opnåede nødvendige tilladelser for at udføre studiet (dyreforsøgstilsynet, etisk komite, datatilsynet m.m.)
- valg af statistiske tests og argumentationen herfor
- hvilket software der er brugt til at behandle data
- sample-size beregninger og power i studiet.

Alment kendte metoder kan angives med referencer og behøver derfor ikke skrives i detaljer, hvorimod nye og specifikke metoder som ikke tidligere er beskrevet altid skal beskrives i detaljer.

Resultater

Resultatafsnittet skal give svaret på forskningsspørgsmålet, dvs. hvad fandt vi?

Resultatafsnittet skal skrives så kort som muligt. Der skal derfor kun bringes de mest relevante data. Man bringer de vigtigste data først og angiver typisk resultaterne med tilhørende statistisk metode og p-værdi. Kan man ikke inddele sine data efter vigtighed, præsenteres resultaterne kronologisk. I resultatafsnittet skal man ikke bruge kvalitative ord (f.eks. meget stor forskel). Man bruger kun neutrale vendinger og lader statistikken tale for sig selv. Enten er der en signifikant forskel eller er der ikke.

I resultatafsnittet angiver man resultaterne, men man vil typisk ikke fortolke data, da dette gøres i diskussionsafsnittet. Ligeledes vil man oftest undgå referencer i resultatafsnittet. Rent definitorisk er data de rå tal, hvorimod resultaterne er deres betydning. Fortolkningen af betydning hører derimod til i diskussionsafsnittet.

IMRAD

RESULTS

what did we find?

- make data-reduction
- only the most important observations in the paper
- tables and figures are used as an alternative to text – don't duplicate

forskerkurser.dk

For kliniske komparative studier indledes resultatafsnittet typisk med en karakteristisk af datamaterialet, f.eks. en sammenligning af kontrol og interventionsgruppe på alder, køn, ASA-score m.m. Dette kan angives med p-værdier for at vise, om der er lige fordeling af karakteristika mellem de to grupper. Ofte bliver ordet "demografiske data" brugt om denne sammenligning, og en tabel i artiklen indeholder typisk disse demografiske data.

Man indsætter henvisning til tabeller og figurer de relevante steder i resultatteksten. Disse tabeller og figurerer vedlægges det endelig manuskript, og det vil oftest være tidsskriftets opgave at placere disse det rigtige sted i forhold til teksten. Bruges tabeller er det vigtigt ikke at gentage hvad der står i dem, men at opsummere essensen af dem i teksten. Hvis man f.eks. har en tabel med mange data, vil man forsøge at koge de overordnede tendenser i resultaterne sammen i teksten. Tabeller bruges, hvis man har mange data, f.eks. i systematiske reviews hvor resultaterne peger i forskellige retninger, eller hvis data er inhomogene. Når man beskriver figurer (grafer), beskriver man ligeledes tendenser, men man kan også lade graferne tale for sig selv (se afsnittet "figurer").

Diskussion

Diskussionen fokuserer på betydningen af de fund, der er gjort i studiet (resultaterne). Diskussionen er typisk for lang, så hvis du er i tvivl om noget skal med, så skær det fra.

I diskussionen laves ikke yderligere analyse af data, og det er som udgangspunkt ikke tilladt at bringe data, som ikke har været præsenteret i resultatafsnittet. Undgå detaljerede gentagelser af resultater og gentagelse af indhold fra introduktionen.

IMRAD

DISCUSSION
how important is this?

- **first paragraph is a short summary of the results in words**
- **last paragraph is the conclusion**
- **discuss the most important findings first – be critical, compare with other studies – most important is the perspectives of your findings**
- **most discussion sections can be cut by 50%**
- **no results in this section**

forskerkurser.dk

En introduktion kan typisk opbygges således (5-7 underafsnit):

1. Basic findings: opsummering af de vigtigste resultater/fund. Dette kan gøres i 2-3 sætninger, hvor man forsøger at bringe essensen af, hvad resultaterne viser.

2. Diskussion af "outcome" parametre: sammenlign og diskuter de fundne resultater fra studiet overfor lignende studier, som har beskæftiget sig med samme område. Start med de vigtigste resultater først (primært "outcome"). Det er vigtigt, at inddrage studier med resultater, der understøtte de fundne resultater i dit studie, men i endnu højere grad er det vigtigt at fremføre, hvis der har været studier, som finder modsatrettede resultater. Dette viser, at man er i stand til at være objektiv over for det, man har fundet, og anerkender at man ikke nødvendigvis har fundet den endegyldige sandhed. Det er dog tilladt at argumentere for, at ens egne resultater er mere valide end de modsatrettede resultater, som er fundet i andre studier, hvis der er gode argumenter herfor.

3. Ud over dette afsnit 2 kan der også være andre relevante ting at diskutere. Dvs. det angivne afsnit 2 kan udstrækkes til 1-4 afsnit, hvor man diskuterer hver emne/fund. Husk at holde

tungen lige i munden, så emnerne ikke overlapper mellem afsnittene.

4. Strengths and limitations: diskutér den anvendte metode, dvs. retfærdiggør det design, der er brugt. Fremhæv de stærke og de svage sider (f.eks. type-2 fejl). Man retfærdiggør designet ved at beskrive, hvorfor man har gjort, som man gjorde. Alle designs har svage sider, men der kan være naturlige forklaringer på, hvorfor man ikke kunne gøre det på den optimale måde. Skriv derfor dette. Forsøg at sætte dig i bedømmerens sted, når du kigger på studiet. Hvilke kritikpunkter ville du have? Det kan være klogt på forhånd at forsvare disse forventede kritikpunkter. Således viser man bedømmeren, at man er klar over, at studiet ikke er perfekt. Man har herved mulighed for at tage højde for disse begrænsninger, når man drager konklusionen på sit studie.

5. Perspectives: Dette afsnit beskriver de kliniske perspektiver eller konsekvenser af studiet, dvs. hvordan kan resultaterne i studiet få effekt på den kliniske hverdag hvis overhovedet. Langt de fleste studier alene får ikke direkte effekt på den kliniske praksis, så lad derfor være med at overvurdere værdien af dine resultater. For ikke-kliniske studier (basal/eksperimental forskning) diskuteres eventuelle forskningsmæssige implikationer af resultaterne. Dvs. hvorledes er det muligt, at resultaterne kan ændre den forskningsmæssige dagsorden (f.eks. hvis man har fundet et nyt protein i kræftceller, løser dette ikke nødvendigvis gåden om kræft, men det er et skridt på vejen).

6. Conclusion: Det sidste afsnit i diskussionen er konklusionen. Her opsummeres de vigtigste resultater og herefter gives den endelige afgørelse. Dvs. hvad er budskabet? En typisk konklusion vil have én af tre betydninger:

    A. Flere studier mangler dvs. vi har ikke fundet frem til sandheden, og det skal undersøges nærmere. Man skal i så fald angive, hvilke slags studier der mangler og hvordan de skal laves.

    B. Måske er det faktisk sådan, som vi har vist. Angiv at man selv har stor tiltro til resultaterne og deres relevans, men at der pga. metodiske svagheder tages forbehold.

C. Vi har fundet den endegyldige sandhed! Det er desværre sjældent, at man er berettiget og har lyst til at skrive dette. Det er jo som bekendt ret svært at lave det perfekte studie.

IMRAD

DISCUSSION

- include a paragraph on study strengths and limitations
- don't say "in previous work by Soper et al, it was shown that"
- do say "in previous work, it was shown that. . . " - the citation will take you to the article by Soper
- tables summarizing the literature are a lot of work and marginal value (usually)
  - mostly show what lousy evidence is available

forskerkurser.dk

Det er ikke meningen at afsnittene skal have under-overskrifter, ovenstående er ment som huskeregel til én selv.

IMRAD – one safe way

CONCLUSION, use one of three:

- **further work is necessary (means you have failed)**
- **perhaps, possible**
- **another mystery solved**

better to understate than overstate

forskerkurser.dk

Referencer

Inden for sundhedsvidenskabelig litteratur er brug af referencer meget vigtigt. Ved artikelskrivning bruges referencer i højere grad og mere stringent end ved f.eks. skrivning af faglitterære bøger.

Så snart der angives fakta, som ikke er opnået i ens eget studie, skal der refereres til studiet, hvor denne viden er opnået. Det er således ikke nok at referere til en artikel, hvor andre har nævnt disse fakta, eller oversigtsartikler der har medtaget studier, hvor fakta er fundet. Der bør kun refereres til studier, der originalt er kommet frem til resultaterne. Dog kan det i visse tilfælde være acceptabelt at referere til oversigtartikler, f.eks. hvis man tager udgangspunkt i det overordnede budskab, eller hvis der er begrænsning i antal referencer fra tidsskriftets side.

Referencer fungerer som den videnskabelige baggrund for arbejdet, dvs. den videnskabelige kontekst som din artikel sættes ind i. Samtidig vidner korrekt brug af referencer om dit overblik over den videnskabelige litteratur. Referencer skal således bruges med omhu. Hellere benytte få vigtige referencer end mange mindre essentielle referencer. Under alle omstændigheder når en reference bruges, så er det afgørende, at du som forfatter har læst hele referencen og ikke kun abstraktet. Man er som forfatter selv ansvarlig, når man refererer til et studie for, at den viden man refererer til rent faktisk står i artiklen. Man støder ikke sjældent på eksempler på fejlciteringer, øjensynligt fordi en forfatter ikke har gennemlæst sine referencer ordentligt. Dette er strengt forbudt.

Inden man starter sit studie, dvs. inden man laver protokollen til forsøget, bør man lave en litteraturgennemgang på området. En del af det etiske ansvar man har som forsker, er nemlig at sikre sig, at der er det nødvendige "hul" i litteraturen, man vil udfylde med sit studie. Man skal således sætte sig ind i, hvad der er af eksisterende viden på området, og hvor der mangler viden. Det er således ikke relevant at undersøge en problemstilling som allerede er sufficient belyst. Anvendelse af dyr og mennesker i forsøg skal kunne lede til ny viden, ellers er det ikke etisk forsvarligt at udføre studiet.

Helt konkret bruges referencer ved at man ind-sætter et tal eller navn på forfatteren i teksten på et givet sted, hvor man har brug for at referere. Denne angivelse refererer til litteraturlisten som står til sidst i artiklen. Angives referencen med et tal i teksten refererer dette tal til en specifik reference i litteraturlisten. Referencerne er angivet med på hinanden følgende numre efter den rækkefølge, de forekommer for første gang i teksten.

I introduktionsafsnittet af artiklen bruges som tidligere nævnt generelt få referencer. Man skal indsnævre sig til de referencer som retfærdiggør, hvorfor studiet skal laves. Typisk vil man benytte referencer, som kort beskriver baggrunden for studiet, og hvor der enten er et hul eller uenighed i litteraturen. Derved sætter man scenen for studiet. Således er det es-sentielt, at man finder de mest relevante referencer til introduktionsafsnittet, da dette vil højne kvaliteten af hele hypotesen bag studiet.

Når man bruger referencer findes der overover-ordnet 2 referenceformater: Vancouver og Harvard. Vancouver bruges typisk i lægevidenskabelig og anden biomedicinsk litteratur. I Vancouver står referencerne i teksten med tal omkranset af en skarp parentes (dette kan dog i praksis variere mellem tidsskrifter, hvor nogle bruger almindelig parentes og andre hævet skrift). Bruges flere referencer sammen adskilles disse af semikolon eller komma (f.eks. 3;6 eller 3,6). Bruges flere på hinanden følgende referencer benyttes bindestreg (f.eks. 1-3). Er du i tvivl om opsætningen af referencer, så er den bedste metode at se i en nyligt publiceret artikel i det tidsskrift, som du stiler mod. Her kan du i referencelisten se, hvordan de vil have det stillet op. Ellers står referenceformen typisk angivet i "instructions for authors" på tidsskriftets hjemmeside.

Tabeller

Tabeller i artikler bruges generelt til at samle og præ-sentere data. Som tommelfingerregel siger man, at der ikke skal indsættes mere end én tabel pr. Side tekst. Tabeller kan bruges til at skabe overblik over komplicerede data, f.eks. hvis man har en meget stor datamængde eller inhomogene data. F.eks. i systematiske reviews hvor mange forskellige artikler gennemgås med mange forskellige resultater, vil det være fordelagtigt at stille dette op i en tabel for at skabe overblik over resultaterne. En del tidsskrifter ønsker dog ikke at trykke sådanne relativt store tabeller, og de kan med fordel lægges som supplerende materiale til artiklen i tidsskriftets net-version. Der er dog forskel på de forskellige tidsskrifters måde at håndtere dette på.
Som hovedregel skal tabeller ikke bruges, hvis det kan skrives nemmere i teksten. En anden hyppig grund til brug af tabeller er sammenligning af patient-data eller to forskellige grupper. Når man holder to ting overfor hinanden, er tabeller meget anvendelige, da dette giver et fint overblik over sammenhænge og forskelle, som er sværere at beskrive med tekst.

Det er vigtigt, at tabeller skal kunne stå alene. Det vil sige, at når man læser tabellen, forstår man budskabet, uden at man bliver nødt til at læse resultatafsnittet. Dette forudsætter selvfølgelig korrekt brug af tabeltitel samt evt. En forklarende fodnote som uddyber specifikke ting i tabellen, f.eks. forkortelser eller statistiske tests.

Inden du går i gang med at lave tabeller, så check altid "instructions for authors", såfremt du ved, hvilket tidsskrift du vil publicere i. Der er oftest restriktioner på antallet af tabeller, og hvor meget de må fylde. Det er derfor vigtigt at sætte sig ind i dette. Brug ikke tabeller til at vise sammenhænge, som kan vises på grafer. Grafer er ofte mere illustrative til at vise sammenhænge end tal/tabeller.

Brug af fakta-bokse som tabelform er gode til at kommunikere overordnede vigtige budskaber, f.eks. hvis man vil have læseren til at fokusere på noget bestemt i ens artikel. Ligeledes fungerer de godt som appetitvækkere og kan således fange læseren ind til at læse resten af artiklen.

Figurer

Overordnet bør figurer bruges til 3 formål:
- et "bevis"- dvs. et konkret eksempel på resultaterne, f.eks. Et røntgen billede
- skabe "effektivitet"- dvs. illustrere sammenhænge på en bedre og mere effektiv måde end man ville kunne i teksten
- skabe "fremhævning"- f.eks. hvis nogle resultater er vigtige end andre, kan disse formidles i en graf/figur for at sætte fokus på dem

Brug en figur hvis det styrker konklusionen af artiklen. Figurer skal bruges med omhu. Brug derfor hellere få figurer, der har et klart budskab end mange figurer, der viser modstridende informationer. Dette vil blot forvirre læseren.

Undertiden kan figurer formidle et budskab mere effektivt, end det kan skrives i teksten. Når man vil illustrere komplicerede sammenhænge, kan en figur være i stand til at formidle noget enkelt, som er meget kompliceret at gøre i tekst. F.eks. hvis man skal forklare arvegangen for en sygdom giver et stamtræ væsentlig mere overblik over, hvorledes sygdommen afficerer forskellige familiemedlemmer, i forhold til hvis man skulle forklare alle indbyrdes relationer mellem de afficerede familiemedlemmer med tekst. Ydermere hvis man ud fra numeriske data ønsker at vise sammenhæng mellem to variable, fungerer dette væsentligt bedre på en graf, end hvis det skulle angives i tal i tekst eller tabel.

Figurer kan bruges til at fremhæve og illustrere en vigtig pointe i artiklen. Dette er dog mest relevant, hvis denne pointe er relateret til konklusionen og det overordnede budskab i artiklen. Ellers bør man over-veje, om figuren kan udelades.

Typisk vil figurer til en artikel sendes til tidsskriftet i et separat dokument. Man vil i artikelmanuskriptet angive figurernes "legends" på en blank side. Figur "legends" angiver for hver figur en klar beskrivelse af, hvad figuren viser samt tekniske detaljer.

Tidligere kunne det være et problem at få trykt mange figurer i tidsskrifter. Dette var i høj grad, fordi tidsskrifterne udelukkende udkom i papirform, hvorfor det var dyrt for tidsskriftet at trykke mange figurer.

Den aktuelle udbredelse af "kun" online tidsskrifter har ændret på dette faktum, og det er således ikke længere i sig selv problematisk at have tabeller/figurer med i sin artikel. Dog er der stadig tidsskrifter, typisk dem som stadig kommer i papirudgave, hvor man som forfatter skal betale, hvis figurer skal trykkes i farver. Check derfor "instruction for authors" for at undersøge, om der findes sådanne gebyrer. Fungerer figuren lige så godt i sort/hvid, er det værd at overveje, om man ikke skal konvertere figuren og spare pengene.

Artikeltyper

Vi kan lære en del om artikelskrivning fra vores venner i journalistikken. Hvis man ser på det enkelte tekstafsnit i en artikel, kan man forestille sig afsnittet som en trekant. Forskere har typisk tendens til at opbygge tekstafsnittet med en masse indledende snak om baggrunden, herefter fylder man data på, og først til sidst i tekstafsnittet samler man trådene og konkluderer noget for læseren.

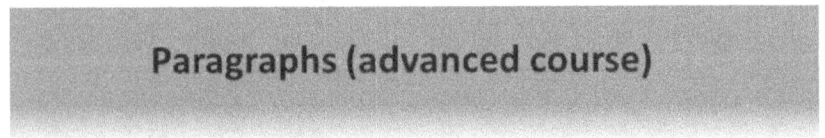

Paragraphs (advanced course)

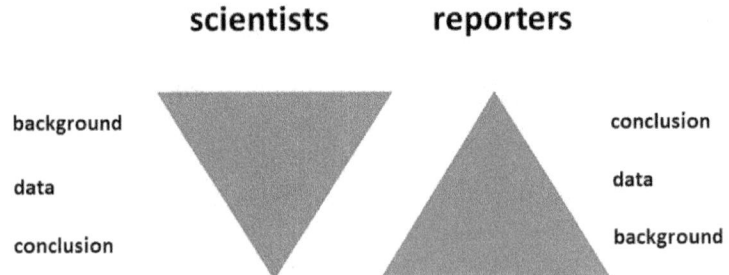

scientists reporters

background conclusion

data data

conclusion background

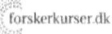
forskerkurser.dk

Journalisterne gør det typisk omvendt, dvs. de starter med konklusionen, herefter giver de datagrundlaget, og først til sidst den udvidede information om baggrunden. Årsagen til dette er bl.a. At denne struktur holder læseren fast, ved at afsløre konklusionen med det samme. Det virker måske omvendt eller forkert for en forsker, men det er en god teknik til at fastholde læseren. Hvis man så ser på de forskellige artikeltyper, kan man forestille sig dem opbygget som et antal af disse trekanter, hvor hver trekant repræsenterer et tekstafsnit.

Originalartikel

Originalartiklen rapporter originale data. Der er en række forskellige muligheder for forsøgsdesign, men overordnet rapporterer man sine data på samme måde i stort set alle originalartikler. Dette gælder også inden for den kvalitative forskning med f.eks. interviewstudier, hvor der ligeledes er tale om regelret dataindsamling, som rapporteres i samme format som f.eks. et laboratorieforsøg med blodprøveanalyser. I figuren er afbilledet den typiske opdeling af original artiklen i tekstafsnit. Pilene angiver afsnit med foruddefineret indhold, jf. nedenfor.

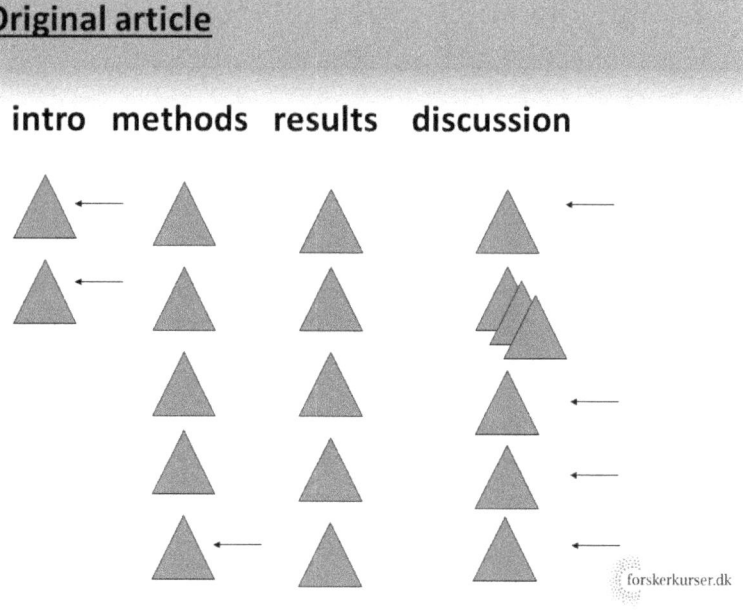

Et randomiseret forsøg bør afrapporteres i henhold til consort, som indeholder detaljerede anvisninger for beskrivelsen af forsøget m.v.

Introduktion

Introduktionen skal holde læseren fast, så man læser resten af artiklen og samtidig sætter scenen an, så læseren forstår, hvad det drejer sig om. Hvis introduktionsafsnittet er alt for omfattende, så mister man læserne, som glider videre til andre informationskilder. Et godt råd er derfor som tommelfingerregel kun at have to tekstafsnit i introduktionen.

Det første afsnit skal sætte scenen an for den kliniske problemstilling og kort forklare manglen på evidens på området (meget kort). Andet afsnit redegør kort for artiklen eller projektets formål og hypotesen. Det er en god ide ikke at have for mange citationer i introduktionsafsnittet. Formålet er ikke at foretage en grundig litteraturgennemgang, men derimod blot at holde læseren fast, så man går videre og læser resten af artiklen.

Der kan selvfølgelig være avancerede problemstillinger, som kræver "hele" tre afsnit i introduktionsafsnittet, men som tommelfingerregel er det en god ide at prøve at begrænse sig, så man kun har et baggrundsafsnit og et afsnit med formålet. I figuren er der således kun to trekanter afbilledet for introduktionsafsnittet, dvs. første trekant er baggrund og anden trekant er formål.

Metode

Metodeafsnittet kan med fordel organiseres i kron-logisk orden. Dvs. man beskriver forsøget i den rækkefølge, tingene foregik. Hvis det er et meget vanskeligt forsøg, kan det være en god ide at anvende underafsnit med hver deres overskrift, men de fleste metodeafsnit kan skrives uden underafsnit og samtidig bevare overblikket for læseren.

Som hovedregel angiver man anvendelse af de statistiske tests og tilladelser fra f.eks. etisk komite osv. i det sidste afsnit i metodeafsnittet. Dette afsnit er således forud defineret indholdsmæssigt. Nogle tidsskrifter vil gerne have registreringsnummeret fra forsøgsregistreringen på f.eks.

www.clinicaltrials.gov anført som det sidste i metodeafsnittet. I givet fald vil det stå i tidsskriftets manuskriptvejledning.

Hvis man har udført flere lignende forsøg tidligere, dvs. brugt samme metode i tidligere forsøg, kan man uforskyldt komme til at plagiere sig selv i artiklen, dvs. bruge samme formuleringer som i tidligere publicerede artikler. Denne form for såkaldt "self plagiarism" er ikke i orden, og man kan undgå det ved f.eks. at henvise til sine tidligere arbejder, hvor metoderne er detaljerede beskrevet og så kun i aktuelle artikel beskrive det overfladisk.

Metodeafsnittet er oftest noget af det nemmere at skrive i en videnskabelig artikel, idet metoden er defineret i forsøgsprotokollen og man blot beskriver, hvad der er foregået i kronologisk orden. Antallet af tekstafsnit i metodeafsnittet er ikke forud defineret, men afhænger af forsøgets design. Det eneste, som ligger fast, er angivelsen af de anvendte statistiske metoder og tilladelserne i det sidste afsnit af metodeafsnittet jf. figuren.

Resultater

Resultatafsnittet i en videnskabelig artikel skal redegøre for, hvad man fandt i forsøget. De fleste forsøg må anvende en vis grad af datareduktion, når artiklen skal skrives. Dette synes måske uhensigtsmæssigt, men ikke desto mindre er mange forsøg designet med lidt for store armbevægelser. Så når det skal sammenskrives til en artikel, vil man typisk reducere mængden af data, der præsenteres. Man vælger således de resultater, som er centrale for budskabet. Det er selvfølgelig ikke i orden kun at meddele f.eks. positive fund, dvs.signifikante resultater og ikke det modsatte. Det handler om at meddele de fund, som understøtter eller afviser forsøgets centrale hypotese.

Det er en rigtig god ide at anvende tabeller og figurer til at præsentere resultaterne. Det er dog vigtigt at anvende tabeller og figurer som et alternativ til teksten og ikke angive det samme i både tekst og tabeller/figurer. Hvis man anvender tabeller og figurer, skal man bruge teksten til at give en slags kort resumé eller overblik over tabellernes og figurernes indhold i prosaform, dvs. uden tal, men blot som tekst. Resultatafsnittet har typisk ingen referencer, og man rapporterer blot forsøgets fund. Antallet af underafsnit (dvs. trekanter) i resultatafsnittet er ikke defineret på forhånd, men afhænger af forsøgets design. I figuren er der fem trekanter i resultatafsnittet, men dette er ikke nødvendigvis det rigtige antal i den enkelte artikel.

Diskussion

Diskussionsafsnittet har nogle veldefinerede underafsnit, hvor man typisk i det første afsnit i diskussionen giver et kort resumé af resultaterne. Dette kan måske virke redundant, idet det jo står ovenfor i resultatafsnittet. Ikke desto mindre er det en slags læserservice, hvor man kort resumerer, hvad man har fundet. De næste afsnit i diskussionsafsnittet er opdelt efter de forskellige emner for forsøget. Det er en god idé at starte med det vigtigste først. Man sammenligner med tidligere studier med referencer, og vigtigst er perspektiveringen af ens fund.

Der må ikke angives nye resultater i diskussions-afsnittet, da dette skal nævnes i resultatafsnittet i stedet. De fleste diskussionsafsnit kan som hovedregel reduceres med op til 50%, så pas på at fatte dig i korthed. Det der bærer artiklen, er ikke diskussionsafsnittet, men derimod de fund man har gjort.

Næstsidste afsnit, dvs. lige før konklusionen, kan typisk være et afsnit om study limitations, hvor man kritiserer de anvendte metoder i projektet. Det sidste afsnit i diskussionsafsnittet er artiklens konklusion, og det kan enten være det typiske, at yderligere studier er påkrævet, eller alternativt kan man have løst mysteriet og derved give en final konklusion. Sidstnævnte er desværre sjældent, da det typisk kræver meget store patientmaterialer. Som hovedregel bør man ikke være overmodig i sin konklusion, men derimod præsentere konklusionen med forbehold, idet der selvfølgelig kan være en ma-se fejlkilder i projektet og ikke mindst i den kliniske perspektivering til dagligdagen.

En typisk "fejl" i diskussionsafsnittet, hvor man jo lidt mere detaljeret gennemgår litteraturen på om-rådet, er at man bruger såkaldt "name dropping", f.eks. bør man ikke skrive "in previous work by soper et al. It was shown that". I stedet skriver man "in previous work it was shown that …..(soper et al.)". Referencen tager således læseren til artiklen af soper, og man behøver ikke bruge forfatternes navne i teksten.

Med denne opbygning af originalartiklen er det tydeligt, som angivet i figuren, hvordan de forskellige trekanter indgår i artiklens opbygning.

Hver trekant er et tekstafsnit, og de trekanter der er markeret med pile har et forud defineret indhold. Antallet af trekanter i de forskellige afsnit er afhængig af studiets design, men det typiske er kun at bruge to afsnit i introduktionsafsnittet, tre til fem afsnit i metodeafsnittet, tre til syv afsnit i resultatafsnittet og fem til syv afsnit i diskussionsafsnittet.

Protokolartikel

Protokolartikler er noget relativt nyt i den videnskabelige litteratur og formålet er i detaljer at beskrive forsøgets design og specielt den påtænkte dataanalyse.

Dette er en udstrakt service for forskere i samme fagområde, men sikrer også, at man holder sig til den oprindelige plan for dataanalysen på publikationspunktet. Flere af de større tidsskrifter kræver nu, at man medsender sin forsøgsprotokol ved indsendelse af originalartiklen, netop for at sikre at man ikke undervejs i processen har skiftet primær effektparameter, hvis det passer bedre ind i resultaterne. Dette går selvfølgelig ikke. Alternativt kan man medsende sin protokolartikel sammen med den endelige resultatartikel, og dette accepteres fuldt ud af tidsskrifterne. På mange måder er det derfor en god idé, specielt i de lidt større og komplicerede kliniske forsøg, at udarbejde en protokolartikel og publicere denne på et tidligt tidspunkt i forsøgsprocessen.

Protocol article

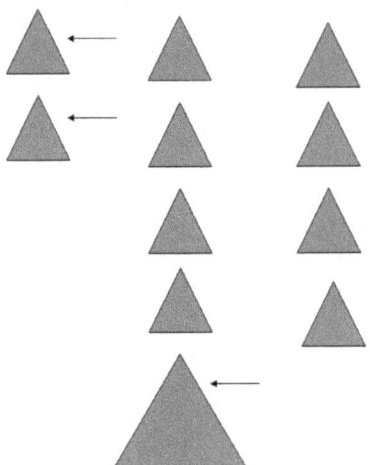

intro methods discussion

forskerkurser.dk

Protokolartiklen er opbygget som angivet i figuren. Der er et introduktionsafsnit ligesom i en almindelig originalartikel, hvor det første underafsnit i introduktionsafsnittet handler om baggrunden for forsøget, og det andet afsnit angiver forsøgets formål. Metodeafsnittet er inddelt i en række underafsnit, hvor antallet defineres af forsøgets design. Der er derfor ikke nødvendigvis fem afsnit, som angivet i figuren, men det kan variere typisk fra ca. Tre til syv underafsnit.

Det eneste afsnit i metodeafsnittet som er forud defineret, er det sidste, hvor den statistiske analyse-plan skal anføres detaljeret. Trekanten for dette afsnit i figuren er derfor større end de andre trekanter i figuren. Det er således ikke nok, ligesom i den endelige resultatartikel, blot at anføre hvilke statistiske tests man vil anvende. I en protokolartikel handler det om at anføre, hvilke variable der vil blive sammenlignet med hvilke, og hvilke tests man vil bruge for at analysere sine data. Protokolartiklen har ikke noget resultatafsnit, idet der selvfølgelig ikke er resultater tilgængelige ved skrivning af artiklen. Diskussionsafsnittet i en protokolartikel er relativ kort og har ingen foruddefinerede underafsnit. Der er således ikke, som i en original artikel, brug for et resumé af resultater (som ikke foreligger) i første afsnit, og der er ikke altid en oplagt konklusion til sidst.

Systematisk review og meta-analyse

Det systematiske review er en systematisk gennem-gang af litteraturen indenfor et område. Man kan derfor for så vidt sammenligne denne artikelform med en originalartikel, idet man indsamler data, som dog ikke er forsøgsdata men derimod data i form af tidligere publicerede artikler. Der er stramme krav til metoden, og man bør følge retningslinjerne angivet i de såkaldte prisma-guidelines. Det systematiske review er opbygget principielt på samme måde som en original artikel.

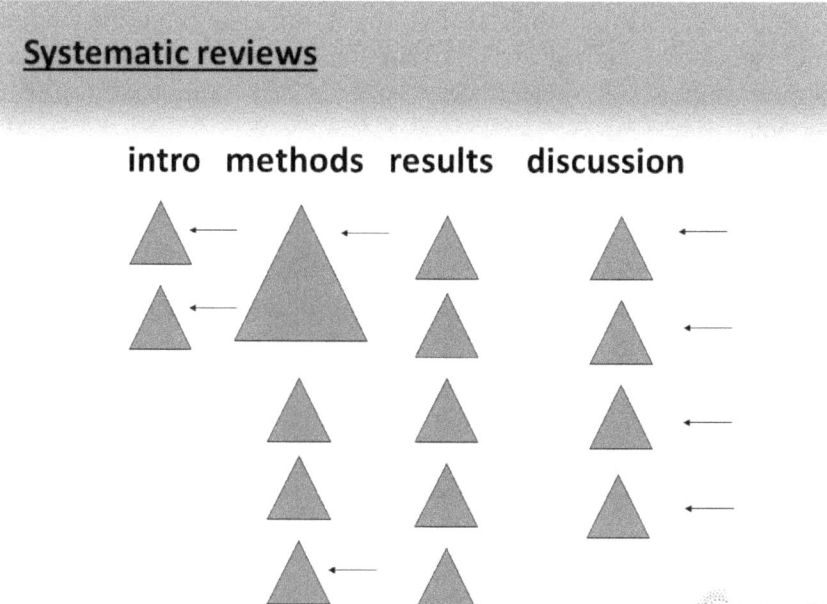

Der er således et veldefineret introduktionsafsnit, hvor det første afsnit handler om baggrund og det andet om formål. Metodeafsnittet adskiller sig fra originalartiklens metodeafsnit, idet man meget grundigt redegør for sin litteratursøgning med bl.a. Inklusions- og eksklusionskriterier. Der er endvidere en fordel med en "flow chart" som beskriver datafangsten til artiklen.

I figuren er den første trekant i metodeafsnittet derfor større end de andre, idet den illustrerer den udvidede beskrivelse af litteratursøgningen. I metodeafsnittet i øvrigt er antallet af underafsnit ikke defineret på forhold, men afhænger af det enkelte review. Det sidste afsnit i metodeafsnittet er defineret ved en gennemgang af de anvendte statistiske metoder og eventuelle tilladelser/registreringer.

Resultatafsnittet er inddelt i en række underafsnit afhængig af artiklens emne, og antallet af underafsnit er derfor ikke forud defineret. I diskussionsafsnittet er opbygningen fuldstændig som i en originalartikel dvs. først et kort resume af resultaterne og herefter en række underafsnit afhængig af emnet, hvor man rapporterer afsnittene ordnet efter vigtighed. Det sidste afsnit er en konklusion. Meta-analysen adskiller sig fra det systematiske review ved, at man ud fra sammenlignelige forsøgsdesign i de bagvedliggende studier kan foretage en speciel dataanalyse, hvor man samler resultaterne fra flere undersøgelser i en statistisk analyse. Selve artikelopbygningen for rapportering af en meta-analyse er ofte den samme som for et systematisk review.

Det narrative review

Det narrative review er en såkaldt klassisk oversigtsartikel, som rangerer lavt i evidens hierarkiet. Årsagen til dette er, at man ikke har en veldefineret og objektiv selektion af den bagvedliggende litteratur, og det narrative review tillader mere synlighed af forfatterens holdning end det systematiske review for eksempel gør. På dansk er det narrative review den såkaldte statusartikel i Ugeskrift for Læger. Statusartiklens opbygning er veldefineret jf. figuren.

Narrative reviews

intro   free topics   discussion

forskerkurser.dk

Introduktionsafsnittet indeholder, som for de andre artikeltyper, to underafsnit, hvor det første er en gennemgang af baggrunden, og det andet er artiklens formål. Herefter følger en række underafsnit, som vi har kaldt "free topics", dvs. afsnittene kan have hver deres mindre overskrift og gennemgå emner af varierende indhold afhængig af det overordnede emne for statusartiklen. Der vil typisk være tre til syv afsnit under "free topics". Det er velset også at have et diskussionsafsnit i statusartiklen, hvor det første afsnit i diskussionsafsnittet resumerer området og herefter følger yderligere nogle få afsnit, som gennemgår hver deres underemne i diskussionsform, dvs. med perspektivering til danske forhold og gennemgang af udenlandsk litteratur.

Litteraturgennemgangen er dog selvsagt ikke så detaljeret som i et systematisk review. Artiklen afsluttes med en konklusion, hvor specielt den danske perspektivering er vigtig.

Kasuistik

Kasuistikken er en god første artikel for den nye forfatter, idet den er relativ nem at skrive. Kasuistikken har en veldefineret opbygning jf. figuren.

Introduktionsafsnittet indeholder ét afsnit med baggrund og ét afsnit med formål. Herefter følger en beskrivelse af selve sygehistorien (altid i datid). Diskussionsafsnittet er ofte relativ kort i kasuistikker og det eneste veldefinerede underafsnit er det sidste, som er artiklens konklusion. Der er typisk kun to til fire underafsnit i diskussionsafsnittet.

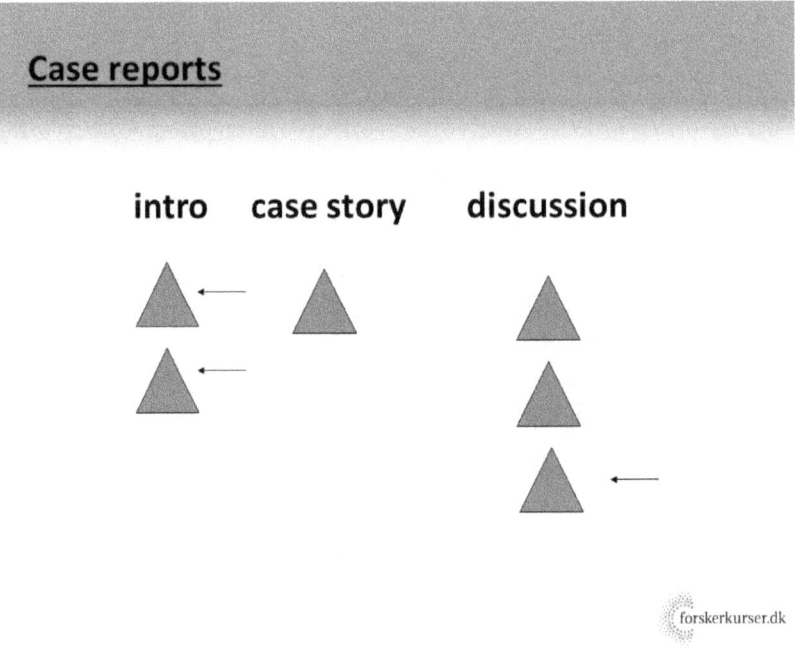

Leder

Der er principielt to forskellige former for leder-artikler, hvor den ene skrives af redaktionen, typisk chefredaktøren, og hvor den anden type leder-artikler skrives af opinionsdannere inden for et specifikt fagområde. Disse vil typisk være inviteret af redaktionen.

Undertiden kan man også publicere såkaldte frie ledere, dvs. ledere som ikke knytter sig til en specifik artikel i tidsskriftet, men er indsendt uopfordret af forfatteren. Typisk er lederskribenter erfarne inden for det givne fagområde. Lederens primære formål er at perspektivere et emne til f.eks. et speciale, et land eller en verdensdel. Lederen kan således diskutere nye væsentlige data og pege på, om dette skal ændre patientbehandlingen inden for et område. Lederen har derfor typisk stor tyngde og "impact" på den kliniske hverdag. Lederen har en veldefineret og stram struktur jf. Figuren.

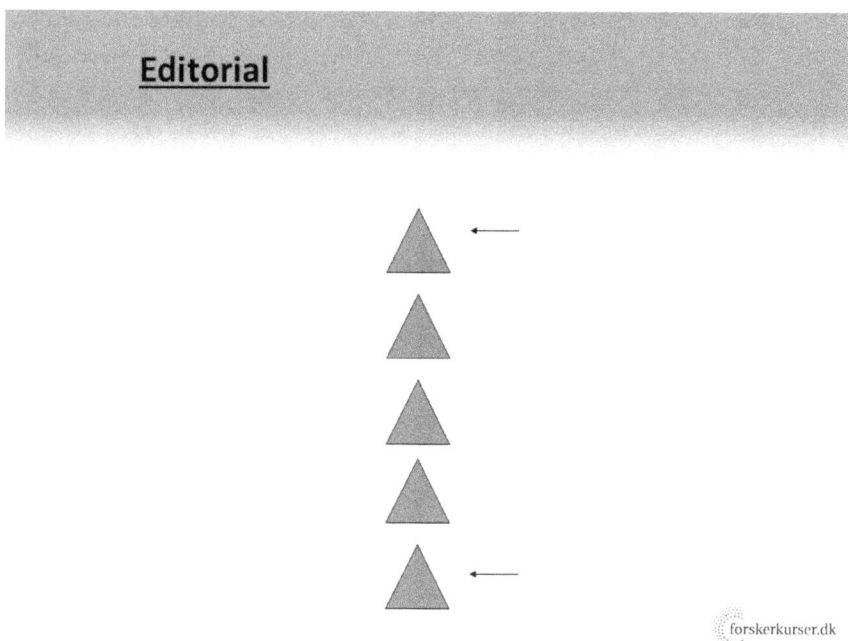

Det første afsnit i lederen sætter scenen an for læseren, dvs. introducerer emnet og redegøre kort for problemstillingen. Herefter følger et antal veldefinerede underafsnit, som hver skal diskutere et veldefineret delemne inden for lederens område. Det sidste afsnit skal konkludere på lederen og gerne give en klar holdning til, hvordan man skal tage konsekvens af f.eks. nye forskningsresultater i den daglige klinik.

Man plejer at sige, at lederen er opbygget som en fisk. Man starter fra fiskens næse at introducere emnet, som gøres større og større hen over kroppen, og til sidst skal lederen give et ordentligt dask med halen. Lederen er derfor meget holdningspræget men selvfølgelig bygget stramt på den foreliggende videnskabelige evidens og medtager praktiske og politiske muligheder og udfordringer inden for emnet.

☐

Målrettet relevant litteratursøgning

Når man søger litteratur, skal man overveje, hvad det er, man skal bruge litteraturen til, fordi hvis det handler om at øge sin egen viden, er det én måde at søge på, leder man efter et bestemt statement eller en bestemt oplysning, som man ønsker at underbygge på en anden måde, og selvfølgelig hvis man er i gang med et systematisk review, er det en helt tredje måde at søge litteratur på.

formålet med litteratur?

- **egen viden**
- **referencer til artikel**

Der kan være flere formål med at søge litteratur. Hvis det handler om at øge sin egen viden simpelthen bare for at få nok indblik i det område man skriver om, eller hvis det handler om at finde referencer til sin artikel (slide 40). Hvis det handler om at øge sin egen viden, specielt hvis man er nystartet i et forskningsprojekt eller er i gang med at skrive en artikel, der ligger lidt udenfor det område man plejer, så skal man bygge en basisviden op, så man kan diskutere sine resultater og sine fund og se styrker og svagheder i ens studier. Det kan være en god idé at starte med den såkaldte grå litteratur, altså simpelthen begynde at bruge google eller wikipedia eller bruge lægehåndbogen.dk. De kilder man finder på den måde, kan man desværre ikke bruge til referencer. Men, det kan være en hurtig måde at få et overblik over et emne. Hvis man søger lidt mere struktureret ved gennemgang af en sygdom og behandlingsmuligheder, kan det være en idé at søge i lærebøger. De fleste kender medicinsk kompendium eller kirurgisk kompendium, men går man via det kongelige bibliotek, kan man finde mere specifikke lærebøger om de enkelte sygdomme og de enkelte metoder. Lærebøger skal man forsøge at undgå at bruge som referencer i en artikel, men de er udmærkede til at undersøge området og danne sig en grundviden. En hjemmeside der er ved at blive meget populær, specielt på amerikanske universiteter og hospitaler er uptodate. Region hovedstaden har købt licens til alle medarbejdere til uptodate. Uptodate er mere omfangsrigt end det, man finder i lægehåndbogen.dk eller wikipedia, men det gode ved uptodate er, at alle statements er refererede. Der er altså referencer til studier, guidelines osv., så man på den måde kan begynde at finde den peer reviewede litteratur, altså den litteratur man kan bruge som reference i sin artikel. Man kan selvfølgelig også søge sin viden ved at søge på pubmed, og her kan det være en idé at gå efter systematiske reviews, som netop er skrevet for at få et overblik over et emne.

hvad leder man efter

- **systematisk review/meta-analyse**
- **RCT**
- **kohorte, case-control**
- **guidelines/anbefalinger/konsensus-statement**
- **leder**

Når man leder efter litteratur eller en artikel, så skal man tænke over, hvad man skal bruge den til, og dermed også hvad det er man leder efter. Det kan være, at man har en påstand om, at 2 behandlinger er lige gode, så vil det være en god idé at finde et systematisk review eller meta-analyse, der netop konkluderer dette. Det kan også være, at man selv har lavet et randomiseret studie og ønsker at sammenligne sig med andre lignende studier, så vil det være relevant at finde andre randomiserede studier. Hvis det handler om sygdomsudvikling eller risikofaktorer for død eller genindlæggelse, så er man ude i kohorte og case-kontrol-studier. Endelig vil man ofte i sit diskussionsafsnit diskutere om ens fund og resultater skal have betydning for, hvordan daglig klinisk praksis er. I den situation vil det selvfølgelig være relevant at referere til gældende anbefalinger, som kan være guidelines eller konsensus-statements. Hvis det handler mere om, at et område er uafklaret, eller der hersker diskussion omkring et emne, så kan en leder være en god idé. Man kan være heldig at finde en leder, der netop diskuterer, at den pågældende sygdom ikke er ordentlig undersøgt, og der er brug for mere forskning.

- **This a rare/common disease...**
- **The problem is...**
- **Treatment options...**
- **It is unclear that...**
- **Our findings are in accordance with...**
- **Current guidelines...**

I introduktionsafsnittet vil man oftest starte med at præsentere sygdommen, og hvor hyppig eller sjælden den er. Til dette formål vil det selvfølgelig være relevant med store undersøgelser eller alternativt referere til data fra who, eller hvis det er danske forhold data fra Danmarks statistik. Man kan også have en sætning, der starter med at præsentere, hvad problemet er med den her sygdom. Så kan det være, at man skal have fat i kohorte-studier eller randomiserede studier, der har karakteriseret forekomsten af komplikationer og genindlæggelse. Hvis man vil præsentere hvilke behandlingsmuligheder der p.t. Er gældende, så skal man finde guidelines. Det er selvfølgelig ønskværdigt at kunne retfærdiggøre, at man laver studiet. Derfor kan det være en god idé at finde et systematisk review, som har undersøgt området, og som måske har et inkonklusivt resultat. Det kan også være, at man kan finde et konsensusstatement eller en leder, der har publiceret, at forskning er nødvendig.

valg af referencer

- **evidensniveau**
- **sprog**
- **årstal**
- **anerkendte databaser (who)**

- **kun til referencens resultater/fund**
- **sjældent baggrundsafsnit/diskussionsafsnit**
- **helst ikke grå litteratur**
- **kom tæt på kilden...**

forskerkurser.dk

Når man sidder og finder referencer og læser mange artikler, skal man vælge, hvilke artikler man skal bruge i sin referenceliste. Det viser ikke overskud at kunne referere til 50 artikler, men derimod overskud at kunne vælge de 4-5 mest relevante referencer og bruge dem. Når man vælger referencerne, skal man tænke over evidensniveauet. Hvis det handler om, at den ene behandling er bedre end den anden, dur det selvfølgelig ikke at referere til 2 kasuistikker. I det tilfælde vil det være ønskværdigt at kunne referere til enten randomiserede studier eller en metaanalyse, som inkluderer mange randomiserede studier. Man skal også tænke over, hvilket sprog referencerne er på, og generelt kan man sige, at skriver man sin artikel på engelsk, så skal man også vælge engelske referencer. Der kan selvfølgelig være tilfælde, hvor man laver et studie i Danmark og refererer til danske anbefalinger, som kun er udgivet på dansk, og man derfor er nødt til at referere til dette. Man skal også overveje årstallet for udgivelsen, da der indenfor mange områder er sket en rivende udvikling. Det dur selvfølgelig ikke at referere til, hvordan eksempelvis hernier skal opereres, hvis man kun har artikler, der er 15 år gamle. Hvis man vælger at referere til andet end den peer reviewede litteratur, så skal man sikre sig, at det er anerkendte websites eller anerkendte

61

databaser, man bruger. Hvis man ønsker at diskutere sygdomsbyrden eller sygdomsforekomsten globalt, kan det anbefales at bruge who data. Ønsker man at beskrive sygdomsbyrden i Danmark, kan det anbefales at bruge data fra Danmarks statistik. Når man så sidder med sin artikel, som man skal referere til, så skal man sikre sig, at det statement man bruger referencen til at underbygge, at det fremgår af artiklens fund eller artiklens resultater. Det er sjældent, man kan tillade sig at referere til en artikels baggrundsafsnit eller diskussionsafsnit. Det kan selvfølgelig gøres, hvis man ønsker at skrive, at det tidligere er diskuteret, at den her sygdom kan behandles sådan, men det er stadigvæk uklart, såfremt det er referencens konklusion. Man ser ofte, at forfattere refererer til et tal eller statement i et baggrundsafsnit, som så igen har en reference som igen kan være til et baggrundsafsnit, og her er det vigtigt, at man prøver at forsøge at komme så tæt på kilden som muligt. Et eksempel er fra hernielitteraturen, hvor forfatteren kingsnorth i en leder i bmj skrev, at der er 20 millioner lyskebrokoperationer om året i verden. Mange forfattere har refereret til dette tal, men går man Kingsnorth's leder igennem finder man ud af, at tallet kommer fra hans egen bog, og finder man bogen frem kan man se, at der ikke er reference på det. Det kan altså diskuteres, hvor validt dette tal er, og man burde måske finde en anden reference i stedet.

eksempel

Effect of Bariatric Surgery vs Medical Treatment on Type 2 Diabetes in Patients With Body Mass Index Lower Than 35
Five-Year Outcomes ONLINE FIRST

JAMA Surg. Published online September 16, 2015. doi:10.1001/jamasurg.2015.2602

Her er et eksempel på referencer fra et studie fra jama surgery. Studiet har undersøgt effekten af bariatrisk kirurgi versus medicinsk behandling af diabetes-2, og det der er lidt særligt ved studiet er, at de har inkluderet patienter med et bmi under 35.

Diabetes mellitus is increasing at an alarming
rate and has become one of the major causes of
mortality and cardiovascular events
worldwide.[1,2]

1　Wild S, Roglic G, Green A, Sicree R, King H. Global prevalence of diabetes: estimates for the
year 2000 and projections for 2030. *Diabetes Care*. 2004;27(5):1047-1053.
PubMed | Link to Article

2　Zimmet P, Alberti KG, Shaw J. Global and societal implications of the diabetes
epidemic. *Nature*. 2001;414(6865):782-787.
PubMed | Link to Article

Artiklens introduktionsafsnit starter med følgende statement:
"diabetes mellitus is increasing at an alarming and has become one of
the major causes of mortality and cardiovascular events worldwide".
De starter altså med at præsentere, at der er en stigning i diabetes-2,
og at det har en stor indvirkning på mortalitet og forekomst af
kardiovaskulære sygdomme. Ser man på reference 1 og 2, ser man, at
reference 1 hedder "global prevalence of diabetes: estimates for the
year 2000 and projections for 2030". Referencen er fra diabetes care,
som er det førende tidsskrift indenfor diabetesbehandling, men man
kan også se, at referencen er fra 2004. Det er altså en 11 år gammel
artikel, men fra et estimeret tidsskrift, og titlen lyder til at være ok. Ser
man på reference 2, kan man se, at den er fra nature, som også er et
meget anerkendt tidsskrift. Den handler om "global and societal
implications of the diabetes epidemic". Det er artikler, der handler
netop om diabetes worldwide, men man kan diskutere, om ikke det
ville være hensigtsmæssigt at have valgt nogle nyere referencer, da
den ene er 11 år og den anden 14 år gammel. Det kunne jo være, at
der var sket noget med stigningen i diabetes eller behandling af
diabetes.

Recently, gastrointestinal metabolic surgery has been proposed as a new treatment modality for patients with T2DM who have a BMI lower than 35.[11]

11   Dixon JB, Zimmet P, Alberti KG, Rubino F; International Diabetes Federation Taskforce on Epidemiology and Prevention. Bariatric surgery: an IDF statement for obese type 2 diabetes. *Diabet Med.* 2011;28(6):628-642.
   PubMed | Link to Article

Research recommendations

1. Studies are needed to establish more robust criteria than BMI for predicting benefit from surgery and define which patients benefit most from which procedures

2. Studies are needed to establish the benefit of surgery for persons with diabetes and BMI < 35 kg/m²

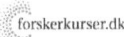

forskerkurser.dk

Længere nede i baggrundsafsnittet skriver forfattterne, at: "recently, gastrointestinal metabolic surgery has been proposed as a new treatment modality for patients with type-2 diabetes mellitus who have a bmi <35". Her har forfatterne været gode. De har fundet en reference hvor det netop er diskuteret, at man kunne overveje kirurgi til disse patienter, som har et bmi <35. Ser man på referencen kan man se, at det er fra international diabetes federation taskforce on epidemiology and prevention. Det lyder som om, det har været en relevant faggruppe, der refereres til og også et relevant statement, og hvis man går deres artikel igennem, kan man se, at de anbefaler, at "studies are needed to establish the benefit of surgery for persons with diabetes and bmi <35". De har såmænd fundet en artikel der præsenterer resultaterne af en diskussion blandt epidemiologer og diabetologer, som netop skriver, at der er brug for dette studie. Det er dog sjældent, at man er så heldig.

finde referencer

- **Google/pubmed**
- **referencelister (snow-ball)**
- **Web of Science "se fremad"**
- **spørg kollega/vejleder**

Når man skal finde en reference til sin artikel til at underbygge et statement, så tænker man selvfølgelig over, hvad man leder efter. Hvis man kender til forfatternavne eller evt. Titel eller tidsskrift, som kunne have trykt det man leder efter, er det en god idé at bruge google eller pubmed. I pubmed er der mulighed for at søge meget bredt, og man får mange hits, hvis man skriver et par få stikord. Det er dog sjældent, at man laver en systematisk søgning og gennemgår alle fundne referencer, hvis man leder efter litteratur til baggrunds- eller diskussionsafsnit. Det kan også være en god idé at se på referencelister. Hvis man f.eks. har fundet nogle relevante artikler på uptodate eller har fundet nogle relevante systematiske reviews eller guidelines, så bør man se referencelisterne igennem og se, om ikke der dukker noget op, man kan bruge i sin artikel. Det kan også være, at man har en artikel, eller et par artikler, som man mener er helt centrale for ens baggrundsafsnit, og man kan bruge web of science, som man får adgang til via biblioteket til at se fremad. På web of science kan man slå en artikel op, og man kan se hvilke andre artikler der efterfølgende har refereret til den artikel. Det kan være, at man bruger et spørgeskema, som er valideret, og man ønsker at redegøre for, at andre har brugt det samme spørgeskema, og hvis man kan finde andre, der har brugt det samme, så kan man sammenligne sine resultater med deres resultater. Derfor kan det være en god idé at finde artiklen, hvor spørgeskemaet er præsenteret første gang og så slå den op i web of science. Så vil man kunne finde de artikler, der efterfølgende har refereret til den første artikel, og de vil sandsynligvis have brugt det samme spørgeskema.

Det er selvfølgelig også en god idé at spørge sin kollega eller sin vejleder, om de kender til nogle relevante referencer. Det er ikke sikkert, de lige kan huske den præcise reference, men hvis man kan få nogle forfatternavne, så kan man slå dem op. Ofte vil de fleste vejledere kunne nævne 3-5 centrale forskere der beskæftiger sig med samme område, og så kan man finde deres artikler frem og se om ikke de er relevante som referencer. Man skal være indstillet på at det kan tage tid at finde relevante referencer, og derfor bør man i dagligdagen så vidt muligt have afsat tid til at læse referencer og gøre sig det til en vane at printe potentielle referencer ud, så man har dem til senere brug.

Manuscript mapping – et redskab til grundig forberedelse

En disposition til en artikel er det ultimative værktøj til at skrive en god artikel. Dispositionen bibringer struktur i processen og overblik over stoffet. Dispositionen er opskriften på indholdet i artiklen sat op på emneform.

Dispositionen er inddelt i:

- hovedafsnit (introduktion, metode osv.) Iht. IMRAD, ligesom den færdige artikel.
- hvert hovedafsnit inddeles i underafsnit, som hver repræsenteres af enkelte stikord eller korte sætninger.
- hvert underafsnit bør kun indeholder 1 emne og samme ting må ikke behandles i flere underafsnit.

Disposition – manuscript map

- **Opbygges på samme måde som den færdige artikel (IMRAD)**

- **Artiklens indhold inddelt i underafsnit/emner på punktform (ord eller korte sætninger)**
  - **en bullet pr. tekstafsnit**
  - **referencer**

forskerkurser.dk

Ved at udarbejde en disposition, inden man går i gang med artiklen, sikres at:

- man har det nødvendige overblik over emnet, inden man går i gang med at skrive.
- man er i stand til at skabe en rød tråd igennem artiklen ved at opsætte emnerne i den rigtige rækkefølge.
- at man ikke gentager sig selv, ved at emner overlapper hinanden i indhold, eller at flere ting bliver behandlet i flere forskellige afsnit.

Manuscript mapping

- **Arbejdsmetode**

- **Detaljeret disposition over alle afsnit inkl. referencer**

- **Revideres/strammes til sideløbende med fordybelse**

- **Overblik over artiklens indhold og budskab**

- **Afklaring af vinkel med forfattergruppe**

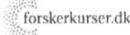
forskerkurser.dk

For at en disposition skal virke efter hensigten, skal den være meget grundigt gennemarbejdet. En dårlig gennemarbejdet disposition er nytteløs, og derfor er gentagne revisioner af dispositionen essentiel. Dispositionen starter med, at man har læst på alle referencerne, som er nødvendige for at skrive artiklen. Ydermere er man fuldstændig klar over, hvad ens resultater og statistik viser.

Dispositionen starter løst, med at man laver en slags fokuseret brainstorming over, hvad de enkelte dele af artiklen skal indeholde. Efter gentagne revisioner ender dispositionen som en knivskarp opskrift på, hvordan artiklen skal opbygges og skrives/dikteres. Denne revisionsproces indkredser det vigtige i dispositionen. Man koncentrerer indholdet af brainstormingen ved løbende at skære alt unødigt væk. Når man reviderer dispositionen, finder man typisk ud af, hvis der er områder, man har brug for at læse op på (finde flere referencer), eller områder man er nødt til at uddybe i artiklen. Man ændrer rækkefølgen af underafsnit, for at artiklen får den mest logiske rækkefølge af emner. Eventuelt kan nogle underafsnit slås sammen, hvis de behandler samme emne.

Endemålet er, at man med en disposition i hånden har så stort overblik over egne resultater, budskaber og baggrundslitteratur, at man direkte kan skrive/diktere første udkast til artiklen uden brug af andet end dispositionen og et skriveredskab (diktafon eller computer). Man er på det tidspunkt så godt inde i stoffet, at man ikke behøver andet end enkelte ord for at kunne skrive et helt afsnit om emnet. Dette er samtidig en automatisk check-liste for, om man har forberedt sig godt nok. Hvis man ikke er i stand til at skrive et helt afsnit ud fra disse enkle ord, bør man forberede sig bedre og læse mere op på stoffet. Referencerne til de enkelte underafsnit/punkter tildeles, så man allerede i dispositionen ved præcist, hvor referencerne skal indsættes og bruges.

Opbygning af dispositionen er typisk således:

- introduktion: 2-3 underafsnit
- metode: 4-6 underafsnit
- resultater: 4-6 underafsnit
- diskussion: 5-7 underafsnit
- i alt 15-21 underafsnit/emner

En anden vigtig ting med dispositionen er, at man, inden man skriver første udkast, kan vende dispositionen med sin vejleder og alle sine medforfattere. Således har vejleder og evt. Andre medforfattere mulighed for at korrigere indhold og vinkel i artiklen, inden man går i gang med at skrive den. Dette kan spare én for meget ekstraarbejde eller store revisioner senere i forløbet, hvis man først, efter artiklen er skrevet, finder ud af, at vejlederen er uenig i vinklen.

Vi har beskrevet metoden i en artikel i DMJ fra 2013. Denne artikel er selvfølgelig også lavet med en grundig disposition og herefter diktering af selve manuskriptet.

**Dan Med J
2013;
60(3):A4593**

En del af dispositionsfasen består også i at have fundet og læst den nødvendige litteratur, og denne litteratur skal være inddelt i små bunker efter hvilket afsnit i artiklen, de kommer til at blive brugt som referencer. Alle referencerne nummereres fortløbende, og først til sidst i revisionsfasen laver man numrene om til en korrekt rækkefølge. Årsagen til dette er, at man ikke kan diktere forfatternavne i selve dikteringen af artiklen, da programmet til transskribering ikke er så god til de detaljerede forfatternavne. Det fungerer derfor meget bedre med at diktere numre som referencer. Inden man kan færdiggøre sin disposition, skal alle resultater være analyseret, og der skal være fremstillet de nødvendige tabeller og grafer, og al statistik skal være udregnet. Dette er selvklart nødvendigt for at vide, hvad resultaterne viser og derved kunne diktere den rigtige tekst. Hvis det er muligt, er det en rigtig god idé at aftale måltidsskriftet allerede på dette tidspunkt med sin vejleder. På denne måde kan du nærstudere manuskriptvejledningen og allerede i dispositionsfasen få artiklen sat op på den rigtige måde til det pågældende tidsskrift.

Inden du går i gang

- **Har du fundet og læst nødvendige litteratur?**

- **Resultater skal være analyserede (tabeller, grafer, citater, statistik osv.)**

- **Præsentation af resultater/udformning af artiklen**

- **Hvis muligt undersøg tidsskriftets kriterier**

forskerkurser.dk

☐

Første udkast og dikteringsteknik

Når det første udkast af artiklen skal skrives, er det tilladt at bruge alle redskaber. Vi foretrækker brug af diktafon, da dette er en meget effektiv teknik. Teknikken tillader hurtig transformation fra tanke til skrevet ord på papiret. Ved at tale direkte ind i diktafonen bruger man ikke unødig energi på at formulere sætninger og tænke over tegnsætning og grammatik. Samtidig fristes man heller ikke til at revidere teksten undervejs, hvorved man risikerer at miste det gode flow gennem artiklen. Flow igennem skrivefasen på en artikel er den følelse, man oplever, når man skriver/dikterer effektivt, hvor den ene sætning tager den næste.

Første udkast

- **Følg disposition punkt for punkt**
- **Overblik over litteratur (ikke læse detaljer nu)**
- **Find et sted du ikke bliver forstyrret og fortsæt så længe du kan (helst til udkastet er færdigt)**
- **Brug diktafon, stemmegenkendelse eller computer**

 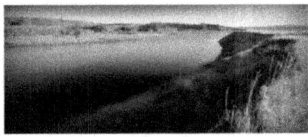

forskerkurser.dk

Forskellige slags diktafoner kan bruges:

- standard mekaniske diktafoner med bånd, som man kender dem fra "gamle dage".
- iphone/smartphone/ipad: ved brug af disse er der flere muligheder for at optage. Der er en standard optager-"app" installeret fra fabrikken i iphone og ipad, men disse ikke optimale til diktering. F.eks. er det kompliceret at spole frem/tilbage, slette og optage henover. Dette kan man derimod gøre i en separat "app" (f.eks. Dictamus som kan erhverves for ca. 100 kroner). Dictamus kan automatisk stoppe og starte afhængig af, om der er pauser i dikteringen og er meget brugervenlig. Når man har dikteret et udkast eller diktat, sendes dette direkte til en mail-adresse. Det kan efterfølgende transskriberes af sekretær, en selv eller af stemmegenkendelsessoftware.

Vi anvender rutinemæssigt stemmegenkendelsessoftware til engelske diktater (dragon nuance koster ca. 500-1.000 kroner afhængig af version). Vi har softwaren installeret på en computer, hvor lydfilerne kan modtages f.eks. Via email. Programmet træner sig til at lære din stemme at kende, ved at du dikterer forskellige tekster. Herved lærer programmet, hvordan du udtaler forskellige ord, lægger trykket, samt forskellige sprognuancer og accenter.

Man kan tale direkte til computeren hvor teksten transskriberes simultant på skærmen. Endvidere kan man også diktere på sin iphone/smartphone/ipad, og diktatet kan sendes via e-mail, hvorefter det "loades" ind i dragon og transskriberes. Der hører specifikke kommandoer til programmet, for at få programmet til at skifte linje, sætte parentes, punktum osv., og disse er nemme at lære. Man kan oprette forskellige brugerprofiler i programmet. Således kan programmet genkende forskellige personers måde at tale på. Det er essentielt, at programmet er opsat til den korrekte person, ellers kan det have svært ved at genkende ordene, og den transskriberede tekst bliver mere eller mindre uforståelig med underlige ord. På nuværende tidspunkt har vi kun brugt programmet til at transskribere på engelsk, og det fungerer rigtig godt. Det er uvist, hvornår der kommer en version på dansk, som fungerer lige så fejlfrit.

Benyttes hjælp fra sekretær til at transskribere, er det vigtigt, at man taler tydeligt og ikke for hurtigt. Normalt er det nemmere for sekretæren, hvis man staver navne og svære ord. Ligeledes kan det være en hjælp at sige tal på dansk, hvis man dikterer på engelsk.

Dikterings teknik

- Brug mental "sticky notes"

Stemmegenkendelse:
- Optag på Smartphone/dæk skærmen til
- Lær 5 simple kommandoer
- Træn med programmet inden

Sekretær:
- Stav svære ord og navne
- Tal langsomt og tydeligt

forskerkurser.dk

Generelt når man dikterer, er det vigtigt:

- at diktere uden at kigge sig tilbage – dvs. revider ikke undervejs. Dette sker naturligt, hvis man dikterer direkte til diktafon/smartphone o.lign., da man i disse situationer ikke er i stand til direkte at se, hvad man har dikteret. Hvis man dikterer til stemmegenkendelsessoftware, kan man evt. Slukke skærmen for at reducere lysten til at revidere undervejs.
- at droppe ideen om det perfekte udkast. Du skal være fuldstændig ligeglad med de fejl, du dikterer undervejs, det være sig grammatiske, kommafejl eller sproglige fejl. Det kan nemt revideres senere. Ved at stoppe op og revidere undervejs bliver man bremset i det naturlige flow igennem teksten, og dikteringsprocessen bliver meget sværere.
- at diktere i et simpelt sprog. Dette sker naturligt, når man dikterer i stedet for at skrive, da man i disse tilfælde typisk rammer et sprogniveau, der ligger mellem det skrevne og talesproget. Dette giver et nemt læseligt sprog, uden at det bliver for simpelt. Når du dikterer, så brug det sprog du er mest komfortabel med. Forsøg ikke at lyde unødig kompliceret eller overvidenskabelig. Som generel regel kan man sige, at man skal prøve at diktere i skriftsprog. På denne måde rammer man et sprogniveau, som ligger komfortabelt mellem talesprog og det meget avancerede videnskabelige skriftsprog – dvs. et perfekt niveau.
- hvis du synes engelsk er meget svært, kan du evt. Prøve at diktere på dit eget modersmål. Det kan i nogle tilfælde gøre det nemmere at få skrevet første udkast. Der vil dog være en del ekstraarbejde i forbindelse med at oversætte teksten efterfølgende.
- når man dikterer, kan man evt. Starte med at diktere de nemme afsnit i artiklen. Dette kan gøres ved at tage metode og resultatafsnittet først. Dette er typisk en god metode, hvis man har svært ved at komme i gang. Metodeafsnittet er en beskrivelse af, hvad man har gjort i sit forsøg, og det burde derfor være nemt at skrive. Resultaterne forefindes allerede, hvorved det også burde være nemt at skrive dette afsnit.

- har man overblik over hele indholdet, er det tit nemmere at diktere hele artiklen kronologisk. Processen fra at man sætter sig ned med sin disposition, til at man har dikteret hele første udkast kan, afhængig af artikeltypen, gøres på 2-4 timer. Dikteres hele artiklen på én gang, er det suverænt den metode, der giver den største succesoplevelse.

- indsæt noter til dig selv undervejs. F.eks. hvis man har glemt referencer, har glemt at skrive noget eller noget skal flyttes rundt. I disse tilfælde dikterer man en note til sig selv. Stop ikke med at diktere for at lave det om, fortsæt skriveriet og tag stilling til evt. Ændringer senere. Noter er essentielle for at kunne foretage denne manøvre (diktere uden at kigge tilbage), da man altid vil blive mindet om problemstillingen, når man reviderer manuskriptet.

- har du ikke mulighed eller lyst til at diktere, kan man selvfølgelig også skrive på en computer. Her gælder de samme regler, som er angivet ovenfor. Problemet med at skrive på computer er, at det kan tage længere tid, og man risikerer at bremse den hurtige proces fra tanke til skrevne ord. Man vil ofte bruge meget energi på formuleringsdetaljer og blive fristet til at revidere undervejs, hvorved der er risiko for at "flow'et" mistes.

- en anden mulighed, når man dikterer, er at diktere i grupper. I disse tilfælde kan man direkte høre den anden diktere og har derved mulighed for at supplere hinanden. Det kan være en god måde, hvis man er flere forfattere på artiklen, og således er man sikker på, at man ikke skriver det samme og kan blive inspireret af hinandens ideer. En fælles grundig disposition er naturligvis en forudsætning for dette.

- Det er vigtigt at pointere, at diktering ikke er en forudsætning for at anvende de beskrevne teknikker. Hvis man foretrækker at skrive på computer, kan man stadig applicere de forskellige flow-teknikker (skriv uden at kigge tilbage, drop ideen om det perfekte udkast osv.), det vil blot være lidt sværere. Det mest essentielle for at kunne skrive en god artikel, er brug af en gennemarbejdet disposition, og dette gælder såvel ved diktering som ved brug af computer.

Når man skal diktere det første udkast bruges 3 ting:

- den perfekte disposition (inkl. Referencer, grafer og tabeller)
- stille omgivelser
- et dikteringsværktøj.

Du skal på nuværende tidspunkt have fuldstændig overblik over din litteratur og referencerne til artiklen.

Undgå writer's block

- **Redskaber:**
    - **Brug ALTID disposition**
    - **Brug af diktafon/smartphone**

- **Metoder (skrive/diktere):**
    - **Skriv uden at kigge tilbage**
    - **Drop ideen om det perfekte udkast**
    - **Skriv i et simpelt sprog**
    - **Start med de "nemme" afsnit**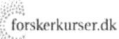

Find nogle stille omgivelser, hvor du ikke er forstyrret. Lås f.eks. døren til dit kontor, tag i sommerhus eller sæt dig i bilen. Første udkast dikteres ved at følge dispositionen slavisk punkt for punkt.

Som beskrevet i foregående afsnit anbefaler vi brug af en diktafon, eller hellere en smartphone med dikteringsprogram/"app", men samme regelsæt som beskrevet tidligere kan sagtens appliceres ved almindelig computerskrivning. Det mest essentielle er som sagt, at dispositionen er grundigt gennemarbejdet.

Om muligt sæt tid af og dikter hele første udkast på én gang.

Kaffepauser og frokostpauser er naturligvis i orden, men det tager typisk kun 2-4 timer at diktere en fuld artikel. Følges mind-to-paper konceptet, som beskrevet i denne bog, er det muligt at diktere en artikel på én dag (f.eks. er dette kapitel dikteret på 15 minutter). Vi mener, det er dumt at dele det op i flere mindre tidsperioder, men dette kan selvfølgelig være nødvendigt, hvis man ikke kan få det til at fungere på anden måde.

Mange tror, når de dikterer første udkast til en artikel, at den sproglige kvalitet bliver lav, men nej – dette sker ikke. Faktisk rammer sproget en fin balance mellem at have tilstrækkelig videnskabelig kompleksitet og samtidig være let læseligt. Det har noget at gøre med, at man ved diktering har mindre tendens til at lave lange sætninger (som er svære at læse). Ydermere bruges primært ord, man har i sit tale-ordforråd. Således bruges ikke unødigt komplicerede ord, som når man f.eks. slår op i en engelsk ordbog for at finde et tilpas fint ord. Man skal huske på, at man selv som udgangspunkt er eksperten på området og formidler kompliceret viden til et publikum, som ved mindre om det. Der er derfor ingen grund til at komplicere sproget yderligere og unødigt.

Husk: første udkast kan skrives på én dag og det skal ikke være perfekt!

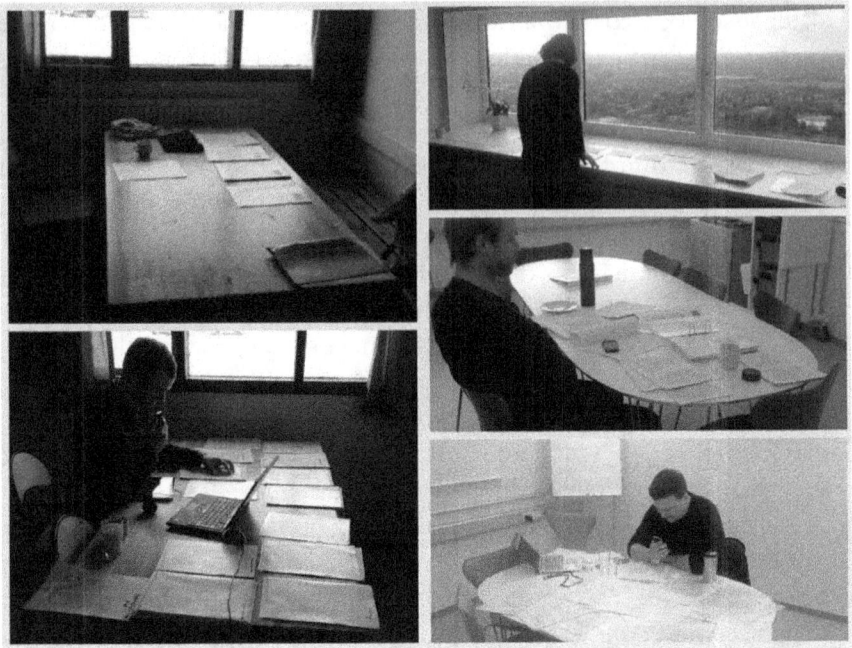

☐

Revision og korrektur af artikel

Efter første udkast er dikteret og herefter transskriberet enten ved et software system eller en sekretær (eller en selv), så starter revisionsfasen. Det første, der sker i revisionsfasen, er en hurtig og generel gennemlæsning af det samlede manuskript. Her får man typisk en positiv overraskelse, idet produktet ikke er så dårligt, som man måske troede. Har man fulgt sin disposition meget stramt i dikteringsprocessen, så fremstår artiklen faktisk rigtig udmærket.

I revisionsfasen har man ikke brug for at se på de enkelte referencer. Dette er en del af det samlede koncept ved at diktere første udkast til artiklen, hvor man efter dikteringsprocessen lægger referencerne væk. I revisionsfasen retter man forskellige stavefejl, man flytter enkelte afsnit, man arbejder måske på de dårlige tekstafsnit og får det til at fremstå mere klart og tydeligt.

En anden ting i revisionsfasen er udarbejdelse af title page, acknowledgements section, abstract skrives eller finpudses, og der udarbejdes et cover letter til editor. I revisionsprocessen er det også typisk vigtigt, at der arbejdes intenst med tabeller og figurer, ligesom referencelisten skal være fuldstændig 100% fejlfri før indsendelse til tidsskriftet.

Revisionsprocessen kan nemt foretages i mindre bidder, så der ikke skal afsættes flere timers samlet indsats til formålet. Det er derfor typisk en intellektuelt lettere proces, end da man dikterede første udkast. Første revision foretages af første-forfatteren, som dikterede første udkast. Herefter skal manuskriptet ud til medforfatterne til kritisk revision, så alle medforfattere derved opfylder 2. Kriterium i ICMJE's forfatterskabskriterier. For at lette overskueligheden er det en god idé kun at udsende manuskriptet til én medforfatter ad gangen, få vedkommendes rettelser retur, korrigere manuskriptet, og herefter udsende et rent eksemplar til næste medforfatter på listen. I modsat fald, dvs. ved udsendelse til samtlige medforfattere på én gang, vil man få en lidt vanskeligere revisionsproces bagefter og ofte med modstridende rettelser. Når manuskriptet skal udsendes til medforfatterne, er det en god idé at gøre det så færdigt som muligt, inden det sendes af sted. Dvs. ikke at anføre, at abstractet udformes senere, eller at noget andet korrigeres undervejs. Send et produkt, som du selv synes er så endeligt som muligt, og på denne måde kan medforfatterne bedre give en konstruktiv kritik retur.

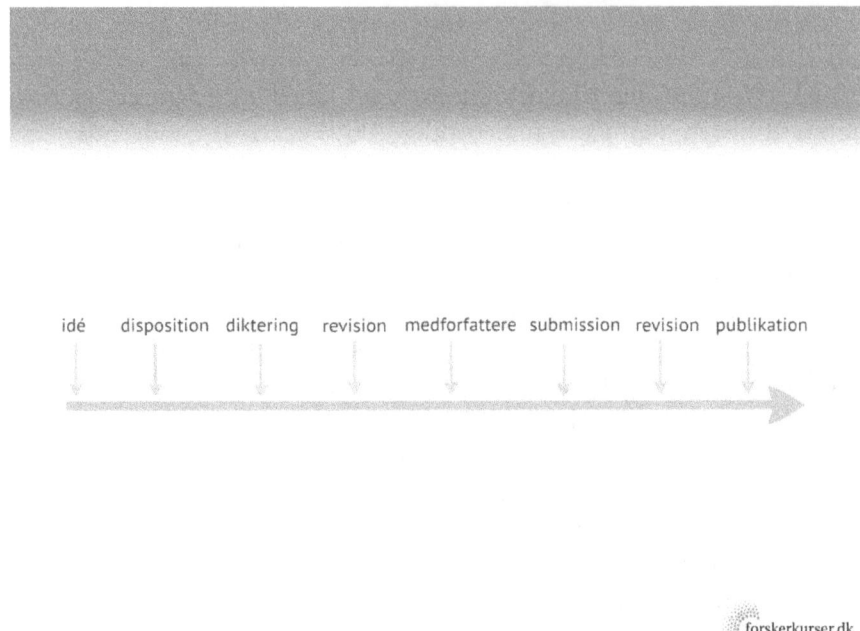

idé   disposition diktering   revision medforfattere submission revision publikation

forskerkurser.dk

Når alle medforfattere har bidraget til revisionsprocessen på denne måde, dvs. opfylder 2. kriterium af ICMJE's forfatterskabskriterier, så resterer der nu den endelige godkendelse til indsendelse til et tidsskrift (3. Forfatterskabskriterium). Dette foretages i praksis ved, at det endelige manus udsendes til samtlige medforfattere på én gang med en meget kort tidsfrist til at melde tilbage på e-mail, om man accepterer indsendelse til tidsskrift i den foreliggende form. Denne tidsfrist kan typisk være kun et par dage. Når alle har meldt retur på e-mail, kan manuskriptet submittes.

Revision rækkefølge

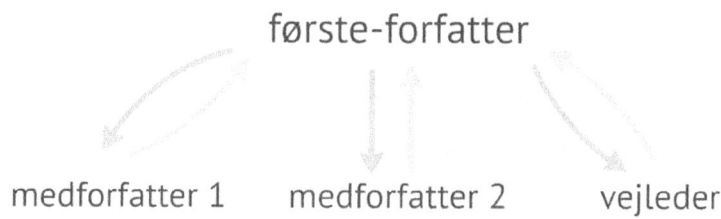

første-forfatter

medforfatter 1   medforfatter 2   vejleder

forskerkurser.dk

Hvornår er en artikel færdig til indsendelse til tidsskrift?

En artikel er færdig når man selv har læst korrektur, når ens medforfattere har læst korrektur og godkendt den, og slå- og stavefejl er rettet. Når man er nået den proces igennem, så skal man undersøge tidsskriftets krav og kriterier, og så skal man tilrette manuskriptet meget grundigt efter disse guidelines. Der er forskellige formkrav på alle tidsskrifter, og man kan derfor ikke kopiere typografien fra et tidsskrift til et andet. Det er vigtigt, at det bliver gjort ordentligt og grundigt. Hvis ikke man følger guidelines, giver man tidsskriftet anledning til at afvise artiklen administrativt. Man signalerer ligeledes, at man ikke har gjort sig umage, og man skel huske, det er rigtige mennesker, der sidder og læser ens artikler igennem på tidsskrifterne. Man skal målrette sit manuskript mod læserskaren, dvs. man skal vide, hvem man skriver til både mht. Målgrupper og tidsskrifter. Vær opmærksom på, om man skriver på britisk engelsk eller amerikansk og vær konsistent i dit valg. Hvis man er kommet til at lave fodfejl i form af måleenheder, referencer, opstilling, eller underafsnit, så får man ofte lejlighed til at rette det igennem af sekretariatet, inden de sender artiklen videre til en redaktør.

Hvad skal der så indsendes til tidsskriftet?

Det varierer også fra tidsskrift til tidsskrift, men fælles for dem alle er, at det ikke kun er manuskriptet, der skal indsendes i en enkelt fil. Det er ofte en hel elektronisk pakke af dokumenter, der skal sendes af sted. Det kan bestå af cover letter, copyright form, title-page, manuskript, tabeller, figurer. Generelt skal man huske at lave en master kopi af alt, man indsender, da der jo er risiko for, at man skal indsende det til et andet tidsskrift næste gang.

Cover letter

Et cover letter skal overordnet beskrive hvem du er, hvad du indsender for en artikel, og hvorfor det er vigtigt, at artiklen er skrevet og skal trykkes. Tænk over, at formålet med cover letter også skal adressere, hvorfor du netop har valgt at indsende din artikel til dette tidsskrift. Det skal adressere, hvorvidt artiklen er trykt før (det vil tidsskriftet meget sjældent acceptere), og så kan man evt. Stille forslag til valg af peer reviewer. Man skal forsøge at sælge sin artikel til tidsskriftet på en lødig og saglig måde. Man skal derimod ikke true, trygle, bede eller bestikke redaktøren til at antage sin artikel. Man skal heller ikke forklare tidsskriftet, hvor dumme de er, hvis ikke de tager ens artikel. Hvis den virkelig er så god, så skal de nok opdage det, når de læser den igennem. De fleste tidsskrifter har redaktører ansat, der ikke laver andet, og de er meget dygtige til at læse artikler igennem og vurdere den videnskabelige kvalitet. Et cover letter er præcist og kort, hold det helst omkring en enkelt a-4 side, og det er meget vigtigt, at man ikke underkender vigtigheden af et godt cover letter. Det bliver rent faktisk læst.

Title page

De fleste tidsskrifter vil gerne have en separat "title page". Nogle vil gerne have det separeret fra manuskriptet, altså i 2 forskellige dokumenter. Det skal indeholde titlen, der skal være beskrivende og korrekt for den artikel, man har skrevet. Hvis denne titel er meget lang, kan man lave en "running title", som er noget kortere - oftest kun ca. 50 tegn. Ligeledes på "title page" skal der være forfatternavne, og disse skal oftest skrives helt ud med for- og efternavne. Tidsskrifterne forkorter dem selv til indeksering i de store søgemaskiner, hvis det er påkrævet. Der skal beskrives, hvor artiklen udgår fra, og hvor de enkelte medforfattere er ansat. Der skal være en beskrivelse af den korresponderende forfatter og dennes arbejdssted og kontaktinfo, og så vil mange tidsskrifter gerne have angivet nogle "key-words", som er beskrivende ord, der hjælper tidsskriftet med at indeksere artiklen korrekt i søgemaskiner. Disse "key-words" kan være prædefinerede ud fra eksempelvis mesh-termer i pubmed og embase, men det kan også være ord, man bliver bedt om at skrive på selv. Hvis man savner inspiration, kan man læse lignende tidsskrifter på de store søgemaskiner og lade sig inspirere af de søgeord, der er koblet på der.

Abstrakt

Abstraktet skal være til stede ved alle artikler, man indsender (undtaget letter to editor), og består for nogle typer artikler (originalartikler og systematiske reviews) af samme opbygning som selve artiklen, altså et såkaldt struktureret abstrakt. Der er ofte en omfangsangivelse på abstraktet på 150 – 300 ord, og man bør fraholde sig fra at bruge for mange forkortelser og forklaringskrævende begreber i abstraktet. Ligeledes skal man være opmærksom på, at selvom man har forklaret dem og stavet dem i abstraktet, så skal de fortsat forklares og staves i manuskriptet.

Manuskriptet

Opbygges som tidsskriftet vil have det, dvs. læs manuskriptvejledningen grundigt og tjek gerne lignende artikler i det pågældende tidsskrift. For originalartikler vil opbygningen typisk være 1) title page, 2) abstract, 3) introduction, 4) methods, 5) results, 6) discussion, 7) references, 8) acknowledgements, 9) legends to tabels and figures, 10) tables, 11) figures. Det kan dog variere en del fra tidsskrift til tidsskrift, så sæt dig grundigt ind i rutinerne for det pågældende tidsskrift, før du indsender din artikel.

Taksigelser (acknowledgements)

Taksigelser er navne på personer, der har bidraget til artiklen og som skal takkes, men som ikke opfylder forfatterskabskriterierne i forhold til ijcme. Husk at personer, der taksiges, skal i mange tidskrifter skriftligt godkende, at man taksiger dem.

Referencer

Disse starter på en ny side. De skal citeres korrekt igennem hele artiklen og på den måde, som tidsskriftet ønsker det, og de skal skrives med korrekte forkortelser i bibliografien. De fleste tidsskrifter vil ikke acceptere referencer til artikler, der ikke er publiceret eller antaget til publikation (dvs. kun submittede til et tidsskrift). Er artiklen antaget til publikation anføres den i referencelisten som "in press". Hvis man har behov for at referere til data, som kun er indsendte, men endnu ikke antaget til publikation, anfører man i teksten i parentes "unpublished observations".

Husk at tjekke og dobbelt-tjekke referencelisten for fejl. Referenceprogrammerne er ikke fejlfrie, så referencelisten skal alligevel gennemgås manuelt til sidst, så der ikke er typografiske fejl. Fejl i referencelisten giver et dårligt indtryk hos bedømmer og editor, og de tænker måske, at hvis du laver fejl i referencelisten, så er der måske også unøjagtigheder i selve studiet. Så gør en stor indsats her. Det kan betale sig.

Legends

Disse samles ofte for alle tabeller og figurer på en ny side.

Generel korrespondance med redaktør samt afgørelsen på ens manuskript

Når man skal korrespondere med editor og reviewer om kommentarer, så adresserer man kritikpunkterne én for én. Man besvarer kommentarerne i en god respektfuld tone, så er der større mulighed for, at man bliver taget alvorligt. Man skal ikke være underdanig og endelig ikke være overlegen eller arrogant. Man skal blot være respektfuld og svare kritikpunkterne ordentligt. Man skal ikke springe de kritikpunkter over, man ikke er enige i.

I forbindelse med at man indsender sin artikel, er der 3 muligheder for afgørelse. Artiklen kan antages til øjeblikkelig publikation uden ændringer, den kan antages betinget af, at man foretager ændringer, og så kan den afvises.

Hvis man har fået accepteret sin artikel til publikation uden ændringer, er der ikke andet at sige end til lykke ! – det er meget sjældent men fantastisk. Hvis man har fået accepteret sin artikel betinget af nogle ændringer, så er det rigtig godt. Man skal ikke lade sig slå ud af kritiske kommentarer. Du har fået foden indenfor døren og har nu mulighed for at efterkomme kritikpunkterne, så artiklen bliver trykt. Langt de fleste af de artikler, der antages, de antages med enten mindre eller større kritikpunkter. Hvis disse rettelser fra peer reviewer er uforståelige eller urimelige, så kan man skrive til editor, hvor man argumenterer for, hvorfor man synes, at de er uforståelige eller urimelige. Man behøver således ikke efterkomme alle rettelser, man skal blot adressere alle punkterne og argumentere grundigt, hvis ikke man har efterkommet dem. Man må ikke springe dem over. Hvis man vil øge sine muligheder, for at ens artikel publiceres, så skal man følge guidelines, hverken mere eller mindre, man skal undgå helt basale fejl som at glemme at vedhæfte figurer, tabeller, referencer m.v., man skal kommunikere respektfuldt, kort, godt og præcist, og så må man aldrig submitte til mere end et tidsskrift ad gangen.

Hvis ens artikel bliver afvist

Årsagen til at ens artikel bliver afvist kan være, at manuskriptet ikke er submittet korrekt, altså der er en teknisk administrativ årsag til afvisningen. Det kan være emnet ikke egner sig til tidsskriftet og tidsskriftets læsermålgruppe, og det kan være, at det indholdsmæssigt videnskabelige niveau eller den sproglige kvalitet er for lav (eller for høj = uforståeligt).

Det er vigtigt ikke at blive sur eller fornærmet, hvis ens artikel bliver afvist. Det kommer alle til at prøve på et tidspunkt. Hvis ikke ens artikler bliver afvist på et tidspunkt, så skyder man ikke højt nok, når man indsender dem m.h.t. Impact factor. De mindre kendte tidsskrifter har ofte en rejection rate på over 60%, og hos de store tidsskrifter afvises ofte over 90% af de artikler, der sendes ind. Skal man så bruge tid på at appellere afgørelsen? Det kan næsten aldrig svare sig. Det kan ofte bedre svare sig at sende artiklen videre til et nyt tidsskrift. Hvis det er et ordentligt tidsskrift, så får man ofte en god forklaring på, hvorfor artiklen er afvist, og man kan også få mulige pointer til, hvordan den kan forbedres. Husk at være moden omkring en afvisning. Tør øjnene og kom videre. Man kan sagtens være uenig og føle sig dybt forurettet, men det kan ikke svare sig at klage. Hvis man klager til redaktøren og skriver, hvorfor man synes artiklen skal antages alligevel, så bør det være på basis af klare misforståelser fra tidsskriftets side, ellers pointerer man jo for redaktøren, at han/hun ikke er god nok til at lave sit arbejde, og det faciliterer formentlig ikke muligheden for, at artiklen antages. Hvis man beslutter sig for at sende sit manuskript videre til et nyt tidsskrift, så er det meget vigtigt, at man sender et "rent" manuskript af sted. Det er altså et manuskript uden ændringer, uden rød skrift, uden kommentarer, og man følger selvfølgelig det nye tidsskrifts guidelines. Ligeledes skal cover letteret laves om, og det betyder, at det ikke er nok bare at ændre tidsskriftsnavnet fra New England Jjournal of Medicine til Central Asian Journal of Lefthanded Surgery. Man ændrer cover letteret, så det stiles velovervejet til det nye tidsskrift i overensstemmelse med deres aim and scope.

Proof

Når man får tilsendt proof, så er det sidste gang, man ser sin artikel, inden den bliver trykt. Proof er sådan som ens artikel kommer til opsætningsmæssigt at stå i tidsskriftet, og det er meningen, at man får den tilsendt, så man kan rette stavefejl og slåfejl. Proofen er sat op af printer kontoret og copy-editor efter korrekturlæseren har behandlet artiklen. Proof er kun til korrektur, det er ikke til re-writing. Ændringer på proof stadiet er meget dyre, da det skal igennem mange led igen, og det er ikke velset, at man begynder at skrive nye ideer og tanker ind på proof stadiet. I forbindelse med proof så skal man inddrage medforfattere, som også skal se artiklen igennem, og man kan evt. Også inddrage en kollega, der kan hjælpe med at læse proof igennem. I forbindelse med proof skal man checke stavning, orddeling, kryds-checke referencer (skulle gerne være ordnet lidt før), se tabellerne igennem, figurer, stavemåde af navne. Det kan også være, at copy-editor har stillet konkrete spørgsmål, som der skal svares på.

Hvor lang tid går der?

Hvor lang tid tager det så, fra man indsender en artikel til et tidsskrift, til man har svar? – ja, det kommer meget an på tidsskriftet. Der sidder rigtige mennesker i den anden ende, så der kan selvfølgelig også ske fejl på tidsskriftet. Administrative afslag, hvor artiklen kun er nået til redaktørens bord og ikke sendt ud til peer review, bør komme hurtigt (indenfor dage). Hvis man ikke har hørt noget fra tidsskriftet indenfor ca. 3 måneder andet end en bekræftelse på, at artiklen er modtaget, er det i orden at skrive en venlig e-mail, hvor man forespørger på status på artiklen.

Hvis man modtager artiklen med besked om, at tidsskriftet gerne vil se den igen efter en række ændringer, så har man oftest kun kort tid – typisk en måned el.lign. Derfor er det vigtigt, at man hurtigt melder ud til tidsskriftet, hvis man kan se, at man ikke kan overholde deadline. Mange af de elektroniske manuskriptsystemer lukker simpelt hen teknisk for muligheden for at resubmitte artiklen, hvis den fastsatte deadline overskrides.

☐

Hvor skal artiklen publiceres?

Den vigtigste årsag til, at en artikel afvises, er, at den formentlig er sendt til det forkerte tidsskrift. Hvis man f.eks. har undersøgt meget detaljerede forhold omkring en receptor i en muskelcelle, skal artiklen ikke sendes til f.eks. Ugeskrift for Læger, hvor målgruppen er den almene læser og ikke en ekspert på området. En sådan artikel skal i stedet sendes til et specialtidsskrift. Det er en rigtig god idé at overveje tidsskriftet, allerede inden forsøget igangsættes, da det kan have indflydelse på forsøgets design.

Valg af tidsskrift kan være vanskeligt, og det er en god idé til dette at læne sig op ad en erfaren kollega. Man kan evt. Tale med sit lokale fagbibliotek eller søge på internettet. Der er også god hjælp at hente i pubmed, idet man på pubmed's hjemmeside kan søge i forskellige tidsskriftsnavne. På www.pubmed.com er der på forsiden et link til "journals in ncbi databases". Dette er en søgemaskine, hvor man kan søge i titler for en lang række tidsskrifter, både dem der i øjeblikket indekseres i pubmed, og også for tusindvis af tidsskrifter, som ikke er i pubmed. Det kan være en god inspiration til valg af rette tidsskrift at søge her og herefter gå ind på tidsskrifternes hjemmesider og læse om tidsskriftets formål, og hvad de helst publicerer.

Valg af tidsskrift er vigtigt

- **Det er lidt sent i processen.....men ok ☺**
  - **Tal med vejleder**

  - **Google**

  - **Søg på internettet**

  - **Søg via MEDLINE / PubMed**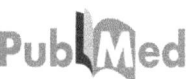

forskerkurser.dk

Man bør se tidsskriftet igennem indenfor de sidste par år i indholdsfortegnelserne for at få en fornemmelse af, om emnerne passer til ens eget emne. Herefter læser man grundigt tidsskriftets instruction for authors igennem, hvor der typisk står hvilke kriterier, man skal opfylde, for at artiklen kan være en kandidat til det pågældende tidsskrift. Er man stadig i tvivl, kan man undertiden skrive direkte til redaktøren for at spørge, om emnet falder indenfor tidsskriftets rammer. Enkelte redaktører svarer ikke tilbage, men de fleste vil svare på sådanne henvendelser. Det er selvfølgelig ikke en lovning om publikation, men blot om emnet falder indenfor eller udenfor det aktuelle tidsskrifts typiske publikationsområde.

Man kan fristes til at sende sin artikel til et tidsskrift med meget høj impact factor, men man bør være realistisk og ikke sende alle ens artikler til New England Journal of Medicine.

Cover letter

Alle artikler skal ledsages af et cover letter. Et "cover letter" er et følgebrev, som stiles direkte til redaktøren, og det er altså et personligt brev, som læses af en rigtig person af kød og blod. I et cover letter skal man forklare redaktøren, hvorfor artiklen er spændende og relevant for det pågældende tidsskrift. Et cover letter skal ikke være alt for langt, da redaktører er travle folk, men på den anden side skal man kunne redegøre for faktorer, som gør redaktøren interesseret i artiklen.

Opbygning af coverletter

- **Sidehoved**
  - Navn, affiliations, kontaktinfo
- **Titel + type artikel**
- **Forklarende indhold**
  - Hvorfor er det spændende?
- **Formalia/redaktionelle detaljer**
  - Tidligere publiceret?
  - Conflicts of interest
  - Funding
  - Forfatterskab

forskerkurser.dk

Man kan udfærdige et cover letter på mange måder, men vi har nedenfor vist et eksempel fra en af vore tidligere artikler. Det er vigtigt at forklare redaktøren, hvorfor artiklen er relevant og interessant for læserne, men man skal på den anden side heller ikke smøre for tykt på. Redaktøren kan sagtens gennemskue, hvis man oversælger sit manuskript, så gør det rimeligt kort og koncist og forklar, hvorfor artiklen er interessant.

SKRIV OG PUBLICER

Jakob Burcharth
Department of surgery
Herlev Hospital, University of Copenhagen
Herlev Ringvej 75, DK-2730
Herlev, Denmark

September 2013

Dear Editor,

On behalf of all co-authors, I am pleased to submit this systematic review and meta-analysis entitled *'Patient related risk factors for recurrence after inguinal hernia repair: a systematic review and meta-analysis of observational studies'* to be considered for publication.

This paper addresses a very common problem in general surgery, recurrences after inguinal hernia repair. Risk factors of recurrence after inguinal hernia repair as a topic has been investigated and synthesized several times, however never with the main focus being the non-technical patient-related risk factors for recurrence. It is well documented that the technical aspects of hernia surgery have great influence on the risk of recurrence. However, with this paper we have documented that the non-technical aspects of hernia surgery also are very important to consider regarding risk of recurrence. Based on these findings it is possible to identify patients at risk, and the knowledge of the non-technical aspects of hernia surgery combined with the data from the technical aspects of hernia surgery could with advantage be implemented in clinical practice.

This paper included 40 studies in the systematic review and of those 14 studies in several meta-analyses each addressing different risk factors. We have uploaded each forest plot of the meta-analysis as separate figures, however it is possible to combine them in two or three categories to minimize the number of figures should that be preferred by you. Furthermore, Table 1, which is summarizing and therefore quite comprehensive, is submitted as a supplemental file, however this can also be adjusted to your decision.

This manuscript is an original article and has been prepared in accordance with current online instructions for authors, has not been previously published and it is not under consideration for publication in any other journal. All of the authors contributed towards the preparation of the manuscript, have approved the final submitted version, and agreed to be listed as authors. None of the authors have received any compensation for the current publication.

We hope you will find this article of interest and will consider it for publication.

Yours sincerely,

Jakob Burcharth

91

Nu skal der indsendes til tidsskriftet, og dette foregår stort set altid elektronisk, dvs. via kommercielle manuskriptsystemer. Fordelen ved dette er, at der er foruddefinerede felter, som skal udfyldes, så man husker at få det hele med. Typisk vil man skulle indsende/uploade sit cover letter, en særskilt title page (for at gøre selve manuskriptet anonymiseret), og herefter særskilte filer for manuskript (uden title page) og tabeller og figurer. Dette kan variere fra tidsskrift til tidsskrift, så du må prøve dig frem i dets manuskriptsystem. De fleste tidsskrifter skal også have en speciel forfatterskabserklæring, hvor man underskriver, at alle forfattere har opfyldt de 4 ICMJE-kriterier for forfatterskab. De store tidsskrifter vil undertiden også have den originale forsøgsprotokol, og evt. En statistisk analyseplan medsendt, og nogle tidsskrifter beder specifikt om udfyldte checklister f.eks. Prisma-checklisten, hvis man submitter et systematisk review. Igen varierer dette fra tidsskrift til tidsskrift, så du må nærlæse manuskriptvejledningen. ☐

Indsendelse af manuskript

- **Hvad skal indsendes til tidsskriftet?**
  - **Cover letter**
  - **Title page**
  - **Manuskript**
    - −tabeller, figurer
  - **Forfatterskabserklæring**
  - **Protokoller**
  - **Checklister** (http://www.equator-network.org/)

forskerkurser.dk

Hvem arbejder på et tidsskrift og hvad laver de?

Et tidsskrift er næsten altid ejet af et forlag eller en forlægger, og i tidsskrifter af en vis størrelse er der arbejdsfunktioner som sekretariater, redaktører, journalister samt en salgs- og marketingsafdeling. Chefredaktøren er øverst ansvarlig for tidsskriftet, ansvarlig overfor publisher og for at lovgivningen overholdes. Ligeledes har han/hun det overordnede ansvar for indhold og oftest også økonomien for tidsskriftet.

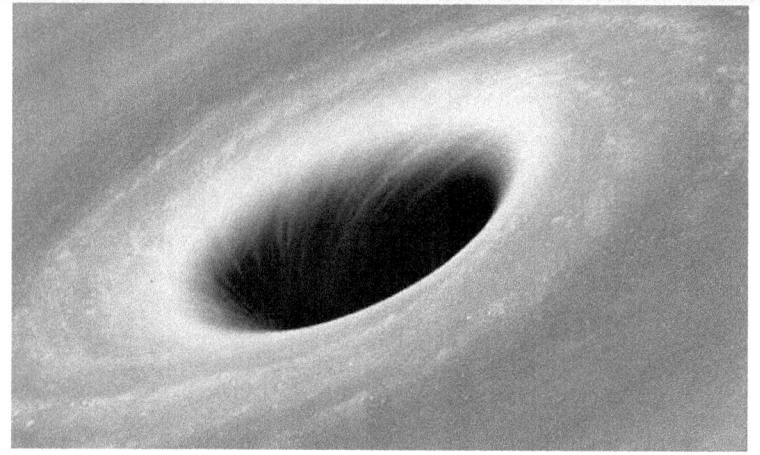

Tidsskrifternes farlige og ukendte verden....

forskerkurser.dk

De videnskabelige redaktører og den videnskabelige chefredaktør har ansvar for det videnskabelige indhold, for emnerne, fokus for tidsskriftet og artiklerne, samt vinklerne og kvaliteten. De såkaldte copyeditors har til opgave at forbedre artiklen til tryk. De læser korrektur, tilpasser stilen til tidsskriftet m.h.t. Stavning, grammatik, stil, skriftlige konventioner og typografi. Ligeledes står de for en stor del af korrespondancen med forfatteren samt tilpasser illustrationer og tabeller.

Redaktører skal via deres job på tidsskriftet ofte manøvrere mellem arbejdspres fra et stort in-flow af artikler, revisioner samt konstante krav om at trykke artikler, der giver høj impact. Derfor, hvis man ønsker at gøre redaktørers job nemmere, så skal man skrive kort og præcist. Man skal overholde sine deadlines og efterkomme deres krav om ændringer. Idet man letter deres job, øger man chancerne for, at ens artikel bliver publiceret.

Hvordan er tidsskriftets arbejdsgang?

Al indsendelse af artikler til tidsskrifter og korrespondancen med tidsskrifter er i dag elektronisk. Det er vigtigt at sige, at man skal følge guidelines for det system, som tidsskriftet anvender.

det varierer meget, hvordan enkelte tidsskrifter afgør, hvorvidt artikler skal antages. På nogle tidsskrifter er det chefredaktøren der afgør det, på andre tidsskrifter er det en konferencebeslutning de forskellige redaktører imellem, og endelig hos nogle er det de enkelte videnskabelige redaktører, der beslutter det.

Næsten alle tidsskrifter modtager flere artikler end de kan trykke, og derfor er der nogle generelle kriterier der appliceres på artiklerne, så man kan udvælge dem, man ønsker at trykke:

- relevans for læserne
- vigtighed
- nyhedsværdi
- videnskabelig tyngde
- effekt på tidsskriftets backlog på allerede accepterede artikler
- kvaliteten i præsentationen af artiklen

Som det fremgår af illustrationen er der mange led, mange arbejdsprocesser og meget arbejde i at få trykt artikler. En editor vil helst ikke have for mange artikler, der ligger og venter på at blive trykt (backlog). Det spiller derfor en rolle, hvor mange artikler tidsskriftet har liggende og vente, og dermed kan små ting i artiklen gå hen og blive afgørende for, hvorvidt den bliver antaget.

Peer review

Peer review er processen, hvor artikler vurderes (ofte blindet) for at øge kvaliteten og teste metoderne i de indsendte artikler. Kommunikationen mellem forfatter og redaktør og peer reviewer er konfidentiel og ofte kun kendte af det redaktionelle kontor på tidsskriftet.

Peer reviewers er konsulenter for redaktøren. De er ikke beslutningstagere. Det er udelukkende redaktøren, der beslutter, hvorvidt en artikel skal antages eller ej. En peer reviewers opgave er at kritisere og komme med forslag til forbedring af artiklen, og derfor skal man ikke tage det personligt, når der kommer kritik fra en reviewer på ens artikel – det er deres opgave. Ofte øger det faktisk kvaliteten af ens artikel, hvis man efterkommer peer reviewers kommentarer.

Peer review systemet er ikke fair, og der har været afprøvet flere andre metoder som open review på sociale medier som facebook, linked-in og forskellige videnskabelige netværk. Man forsøger dog at lave peer review systemet så fair som muligt, således at personer med interessekonflikter ikke kan reviewe hinandens artikler. Hvis man risikerer at skulle reviewe en artikel for en man kender eller har interessekonflikter overfor, så skal man informere det redaktionelle kontor, så de kan udpege en ny bedømmer.

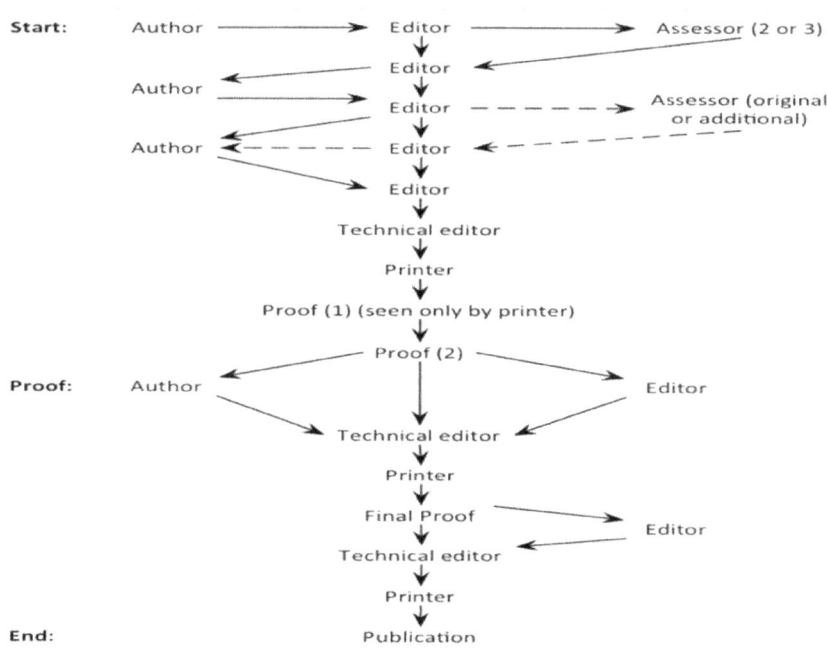

Nu kommer artiklen så tilbage fra tidsskriftet med krav om revision. Der er typisk nogle detaljerede krav fra redaktøren, og så vælger han nogle kommentarer fra én eller flere peer reviewere. I denne fase er det afgørende ikke at ignorere krav om rettelser. Der skal tages stilling til det hele. Man kan en sjælden gang være uenig med reviewere, typisk hvis de fuldstændig har misforstået noget, og så kan man argumentere sagligt for, hvorfor man ikke imødekommer en kommentar. Ellers er reglen, at man simpelthen imødekommer det hele. Det er vigtigt ikke at svare i affekt. Hvis du bliver "stødt på manchetterne" så vent med at formulere dit svarbrev til dagen efter, så blodtrykket er faldet lidt til ro igen. Man svarer punkt for punkt på kommentarerne jfr. nedenfor.

☐

Revisionen

- **Ikke ignorere krav om rettelser**
- **Ikke svar i affekt**
- **Svar punkt for punkt**
- **Henvis til/i manus <u>tydeligt</u>**

Uenig med reviewere?

- **Forklar <u>sagligt</u>**

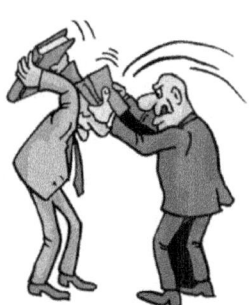

forskerkurser.dk

Det første man gør er at skrive et brev til redaktøren. Vi har nedenfor angivet et par eksempler fra et par af vore tidligere artikler. Dette er de helt overordnede kommentarer til redaktøren, hvor man skriver tak for rettelserne, og man har imødekommet det hele og nu håber, at artiklen kan accepteres til publikation. Husk at bevare den venlige tone.

SKRIV OG PUBLICER

Jakob Burcharth, MD.
Center for Perioperative Optimization, Dept. of Surgery
Herlev Hospital
University of Copenhagen
Denmark
Email: jakobburcharth@gmail.com
Mobile: +45 26272662

Regarding the manuscript: LAS-D-13-00159 entitled *"Direct inguinal hernias are dominating in female inguinal hernia recurrences"*, now entitled *"Direct inguinal hernias and anterior surgical approach are major risk factors for female inguinal hernia recurrence"*

Dear Dr. Markus W. Büchler.

Thank you very much for the opportunity to optimize our manuscript according to the comments made by the reviewer-team and the editorial office. The comments are of high academic standard and we feel that they have aided in improving the quality of the paper.

Please find a point-by-point answer to the comments. We have tried to comply with all comments. We do hope that our responses are satisfactory, however should any of them be inadequate or misunderstood please let me know, and we will correct them accordingly.

Best regards

Jakob Burcharth
Department of Surgery, University of Copenhagen
Herlev Hospital
DK-2730 Herlev
Email: jakobburcharth@gmail.com
Telephone: +45 26272662

Regarding the manuscript: *"Recurrence patterns of direct and indirect inguinal hernias in a nationwide population"*

Dear Dr. Michael G. Sarr,

On behalf of all co-authors, thank you very much for your comments as well as the comments made by the reviewers. I am very happy that you found our manuscript of interest, and we recognize the thoroughness and academic standard of the comments.

Just as predicted, the work of complying with the comments and especially the newly made statistical analyses, have been slightly more extensive than usually (I have spent quite some time with our statistician). However, in my opinion the message and strength of the manuscript has been improved substantially because of the comments and the new analyses. Hopefully you agree. In the following we have addressed the comments one-by-one. We hope that the paper may be accepted for publication after these changes.

Best regards, on behalf of the authors,

Herefter følger på en ny side svarene i punktform til samtlige opstillede kommentarer fra både redaktør og de enkelte bedømmere. Det er en god idé at nummerere kommentarerne, også selvom de ikke var nummererede i svaret fra tidsskriftet. På denne måde kan man henvise til teksten i følgebrevet, hvis det er nødvendigt. Man kopierer typisk bedømmerkommentaren ind, hvorefter man under hver bedømmerkommentar angiver et svar, dvs. om man har rettet i manuskriptet, og hvad der præcist er tilrettet. Brug forskellig skrift til kommentar og svar, så det er nemt at skelne fra hinanden.

1. In the abstract, you describe direct and indirect inguinal hernias, recurrences, and then recurrences in the femoral hernias, but you don't indicate how many hernias were femoral hernias. Please add this to the abstract.
    a. *The abstract now state that 3.9 % of all reoperations after primary inguinal hernia repair were for femoral hernias. Please bear in mind that the baseline study cohort consisted only of primary electively operated inguinal hernias. Therefore femoral hernias only occurred as recurrences in this study and therefore cannot be reported as primary procedures.*

Reviewer #1 comments:

2. ABSTRACT:
    a. Clear and informative. Please add info regarding whether type of repair varied between hernia subtypes, as this could account for observed differences between reoperation of direct vs. indirect hernias.
        i. *We have now updated the first section of the results-section as well as the abstract with this information. Significantly more IIH than DIH were operated by Lichtenstein's technique.*

3. INTRODUCTION:
   a. Short and concise. It lacks an hypothesis, please add one (all research should be hypothesis driven).
      i. *Correct. This study was also hypothesis driven, and it is now stated in the introduction section.*

4. METHODS:
   a. *Good idea to try to evaluate the learning curve of laparoscopic repairs in some form or another, however why did you choose the quartile method? They are other methods to evaluate learning curves that are more informative and precise (i.e. CUSUM).
      i. *In retrospective, it is correct that we probably could have chosen a better method of describing and comparing the possible learning curves. After discussing this issue with our statistician, we came to the conclusion that a CUSUM presentation was not possible for us to do, since we do not have access to surgery data from the single surgeons.*
      ii. *We have therefore analysed the potential national learning curve of laparoscopic IIH procedures by dividing the database into four equal time-periods (instead of dividing the database into four numerically equal blocks as we did in the previous version), and comparing the recurrence rates of the*

Når manuskriptet forhåbentlig så bliver accepteret, vil den næste kontakt med tidsskriftet være, at man modtager såkaldt proof på artiklen. Dette er, hvor artiklen er sat op i dens endelige form til tryk. Dette er den sidste korrektur, man ser af manuskriptet, og i denne fase retter man kun regelrette fejl i opstillingen eller henvisninger til figurer osv. Der er ikke mulighed for omskrivning af teksten, idet processen så starter helt forfra med vurderingen af redaktør, bedømmere etc. Man læser proofet grundigt, da det er sidste chance for at ændre på noget.

Correcting proof

- **Sidste korrektur af manuskriptet**
  - slåfejl, stavning, orddeling, referencer, tabeller, illustrationer
  - ikke omskrivning!
    - Omkostninger til ændringer i proof-stadiet er høje for tidsskriftet jf. flowchartet
- **Læs proof grundigt, det er *din* artikel, og den skal være på tryk for evigt....**

forskerkurser.dk

☐

Alle kommer til at få et manuskript afvist. Man kan endda få et manuskript afvist rigtig mange gange, før det endelig rammer et tidsskrift, som ønsker at publicere det. Det er en dårlig idé at indgå i dialog med tidsskriftet, hvis de har afvist et manuskript. Der kommer ikke noget som helst ud af det, så tag blot et nej for et nej og se at få den sendt videre i en fart til det næste tidsskrift.

Afvist manuskript?

- **Det kommer <u>ALLE</u> til at prøve på et tidspunkt!**
  - Ikke personligt, ikke verdens undergang....

- **Appel?**
  - Drop det. Tag et nej for et nej....
  - Ikke indsend igen uden editors tilladelse
  - Ofte langt bedre ide at indsende manuskriptet til et andet tidsskrift

- **HUSK:**
  - Et "rent" manuskript
  - Ingen rettemærker, overstregninger, kommentarer

forskerkurser.dk

Opsummerende:

- **IMRAD**

- **Skriv enkelt, let forståeligt – hjælp læseren**

- **"one safe way" - disposition central uanset om man skriver eller dikterer**

- **Editors anvisninger skal følges**

- **Alle manuskripter bliver antaget på et tidspunkt ☺**

forskerkurser.dk

Poster

De fleste kommer til at skulle fremstille en poster for at kunne præsentere sin forskning på en videnskabelig kongres. Der er få hovedregler til posterfremstilling, og alle disse er faktisk såkaldte uskrevne regler. Der er ikke nogen specifikke krav til, hvordan man fremstiller en poster andet end selve posterens størrelse, som typisk er givet fra kongressens side. Dette handler simpelthen om størrelsen på de opslagstavler, som de stiller op, hvor man kan hænge sin poster. Posteren består typisk af noget tekst, som er betydelig mindre end den videnskabelige artikel, men det er vigtigt at have tabeller og grafer og gerne billeder med på posteren, så det er appellerende for folk, der går forbi. Ved konferencen står man typisk på særlige tidspunkter ved sin poster, f.eks. 1-2 timer om dagen, og så kan besøgende komme hen og diskutere resultaterne. Undertiden er der en formel posterpræsentationsrunde, hvor man går rundt med en chairman og får lov til at fremlægge sin poster på f.eks. 1 eller 2 minutter, hvorefter gruppen kan stille få og relevante spørgsmål.

Poster

- Usually brief text mixed with tables, graphs, pictures, and other presentation formats
- At a conference, the researcher stands by the poster display while other participants can come and view the presentation and interact with the author
- May be combined with formal poster presentation (oral)

forskerkurser.dk

Hvad er så en god poster? Det vigtige er, at den er læsbar fra relativt lang afstand. Dette betyder altså, at skriftstørrelsen skal være tydelig og relativ stor. Titlen skal gerne være kort og "catchy", så det fanger interessen for dem, der går forbi. Det er god idé at anvende bullets eller nummerering og overskrifter, så posteren er nem og hurtig at få overblik over og derfor hurtigt kan læses.

What makes a good poster ?

- **Important information should be readable from about 10 feet away**
- **Title is short and draws interest**
- **Word count of about 300 to 800 words**
- **Text is clear and to the point**
- **Use of bullets, numbering, and headlines make it easy to read**
- **Effective use of graphics, color and fonts**
- **Consistent and clean layout**
- **Includes acknowledgements, your name and institutional affiliation**

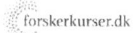
forskerkurser.dk

Når du skal lave din poster, er det vigtigt at stille sig selv 3 simple spørgsmål. For det første skal man afgøre, hvad der er det vigtigste fund i forskningsprojektet, og det er selvfølgelig det, der skal trækkes frem, så læseren får det serveret i starten af posteren. Så skal man overveje, hvordan man kan visualisere fundene ved billeder og grafer m.v. Tænk derfor ikke på posteren som en normal artikelfremstilling, men derimod som et vindue til at kunne vise resultaterne på en pædagogisk let tilgængelig måde. Endelig skal man være forberedt på, om der kommer en formel posterpræsentationsrunde, dvs. at man bør tænke over, hvordan man verbalt kan fremstille indholdet af posteren, så det supplerer det, der er på selve posteren.

Where do I begin ?

Answer these three questions:

- **What is the most important/interesting/astounding finding from my research project?**

- **How can I visually share my research with conference attendees? Should I use charts, graphs, photos, images?**

- **What kind of information can I convey during my talk that will complement my poster?**

forskerkurser.dk

Når du skal fremstille din poster, skal der selvfølgelig anvendes noget software. Det nemmeste er at anvende simpel powerpoint og her vælge sidestørrelsen, så det passer med posterens reelle størrelse, dvs. at man f.eks. skriver 100 x 180 cm, hvis det er det, der er posterens størrelse. Et godt trick er imidlertid at fremstille posteren lidt mindre end den anbefalede posterstørrelse, idet man ofte oplever på selve kongressen, at den anbefalede posterstørrelse faktisk er for stor, til at det passer på opslagstavlerne. Så hellere lidt mindre end lidt for stor. En anden klassisk fejl er, at man laver den i landscape hvis den skulle have været i portrait eller omvendt. Så læs meget grundigt anbefalingerne fra kongressen, så den bliver sat op på den rigtige måde.

Software

- **Use Powerpoint and choose a page size slightly SMALLER than the recommended poster size**
- **Read recommendations from the congress carefully, e.g. landscape vs portrait**

Posteren nedenfor er et eksempel på, hvor galt det kan gå. Der er alt for meget tekst, og det er umuligt at danne sig et hurtigt overblik over, hvad det viser.

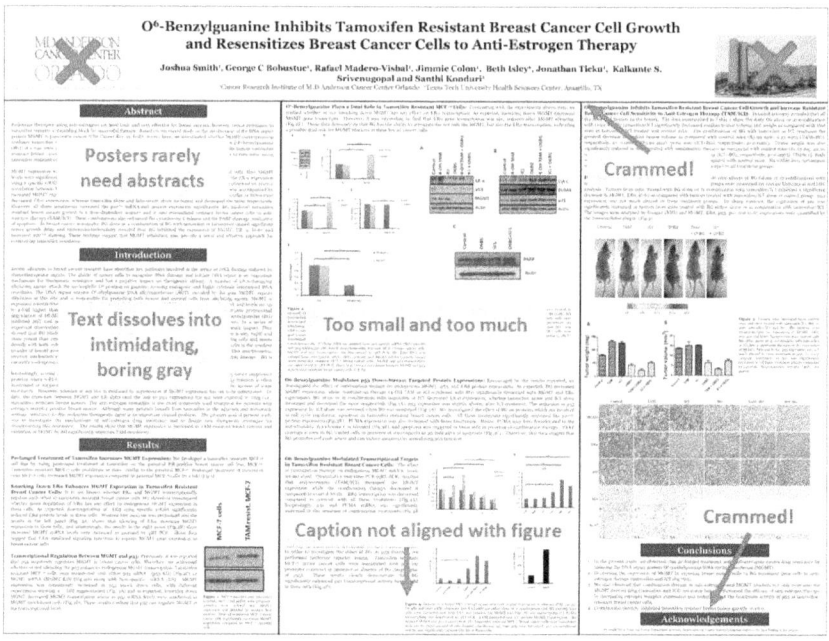

Nedenfor er der imidlertid et eksempel på en god opsætning af en poster. Den er nem at gå til, og man følger et foruddefineret nemt genkendeligt flow i posteren med bokse, sv.t. henholdsvis introduktion, metode, resultater og konklusion.

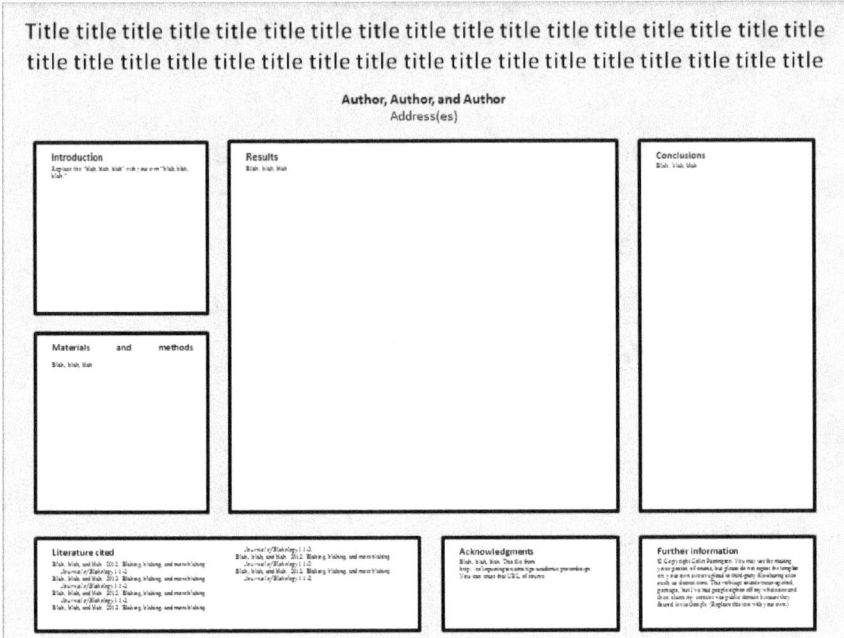

I links'ene nedenfor kan man se forskellige templates til postere, og disse kan hentes gratis.

Poster templates

- <u>http://colinpurrington.com/tips/poster-design</u>

- <u>http://www.posterpresentations.com/html/free_poster_templates.html</u>

Herefter skal posteren printes, så du kan have den med til kongressen. Det klassiske er at printe den på blankt tykt papir i det kæmpe format, som posteren skal være i. Dette er relativt kostbart, så husk at spørge rundt på forskellige trykkerier, så du får den bedste pris. Hvis man trykker på det blanke tykke papir, skal den transporteres i et rør til kongressen, og det kan være svært at få med i håndbagagen. Du risikerer derfor i princippet, at den bliver væk undervejs. En anden mulighed er at printe det på almindelig a-4 eller a-3 papir og herefter tage det med og hænge det op stykvis på opslagstavlen ved kongressen. Dette koster ingenting, og du kan have det i kufferten eller måske endda i håndbagagen. Det ser dog ikke så professionelt ud, så det kan anbefales, hvis du har midlerne til det, at trykke det i stedet på stof. Det er rigtig smart at trykke sin poster på stof, idet stoffet kan foldes sammen, uden af få bøjemærker, som tykt papir ellers ville have fået. Det er samme pris som at trykke på det tykke papir, men det er betydeligt nemmere at transportere, og det giver et rigtig flot resultat. Så spørg trykkeriet om de kan trykke din poster på stof i stedet på papir. Dette er et godt trick.

- **blankt tykt papir**
  - – skal transporteres i rør til kongressen
  - – dyrt at få trykt, husk at shoppe rundt!
- **A4 eller A3 papirer**
  - – koster intet
  - – ikke så professionelt
  - – kan haves i kufferten
- **tryk på stof**
  - – samme pris som stort tykt papir
  - – nem at transportere

forskerkurser.dk

Foredrag

Når man skal holde et foredrag, foregår det klassisk ved brug af slides fremstillet i powerpoint eller sjældent i keynote. Powerpoint er klart det mest udbredte og derfor anbefalelsesværdigt, idet man til nogle kongresser skal uploade sine slides på en server lokalt, og de har klassisk kun powerpoint til rådighed. Når man laver sine slides, er det vigtigt ikke at lave såkaldte "busy slides". Dvs. at begrænse tekstmængden så meget som muligt, og brug det kun som en slags huskeliste til nøgleord, så du husker, hvad du skal sige i foredraget. Det giver et bedre indtryk at have mange simple slides i stedet for få meget komplekse billeder. Når man anvender bullets, så skriver man kun nøgleord og ikke hele sætninger. Når du skal vælge font, virker det ofte bedre at bruge såkaldt sans-serif fonte i stedet for serif fonte. Serif betyder fødder, og dvs. en sans-serif font er en font uden fødder på bogstaverne. Dette er anderledes i f.eks. artikler eller bøger, hvor man typisk anvender serif fonte, men til foredrag på slides anbefales det i stedet at anvende sans-serif fonte.

tips & tricks

- less is more
- rather many simple slides than few complex
- if bullets, use them for key words rather than full sentences
- make presentation that can run on different screen sizes
- never > 6 lines of text per slide
- sans-serif fonts better than serif fonts

forskerkurser.dk

Selve tekststørrelsen skal være stor og let læselig. Det betyder for praktiske formål, at det er en god idé at anvende fed skrift til alt. Brug en simpel baggrund i stedet for fancy farvetricks osv. Og animationer er for praktiske formål en dårlig idé.

tips & tricks

- **large text size**
- **bold text**
- **simple background**
- **use same for all slides**
- **use large pictures or simple words/sentences to increase visual recall**
- **use pixabay.com for free pictures**

forskerkurser.dk

☐

Basal præsentationsteknik

Når du skal holde foredraget, er der forskellige forhold omkring præsentationsteknikken, som bør indøves forinden. Det er selvfølgelig godt at lære af eksperterne, det kan være din vejleder eller andre forskere, som du møder. En klassisk stjerne i at holde taler/foredrag var bill clinton. Prøv at finde hans tale fra den demokratiske convention 2012. Dette er et eksempel på en fantastisk tale, hvor han holder publikum i sin hule hånd gennem et langt forløb og anvender alle de rigtige tricks, man kan tænke sig.

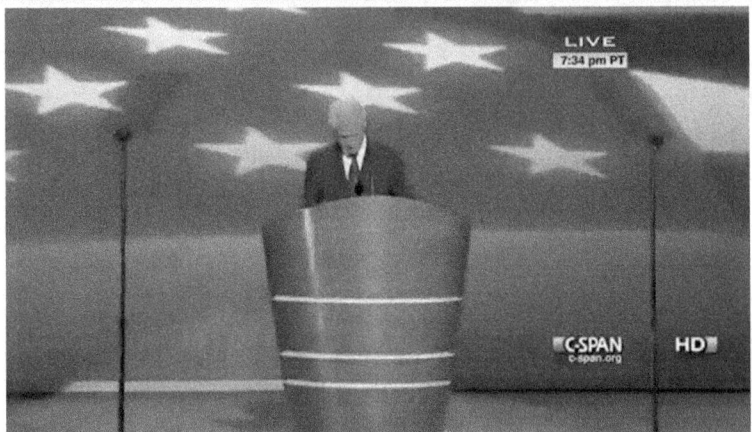

En af de vigtigste ting, når man skal fange publikums opmærksomhed og få dem til at huske, hvad man siger, er at holde pauser undervejs. Dette er meget svært for den uøvede foredragsholder, idet man selv er lidt nervøs og gerne vil have det overstået hurtigst muligt. Holder du imidlertid pauser ind imellem af typisk 1-2 sekunders varighed, så understreger det dit budskab, og du får publikum til at huske, hvad du får sagt. Dette gøres endnu bedre hvis man gentager sig selv et par gange omkring pausen, så får man virkelig understreget budskabet og får folk til at huske, hvad man siger.

Det gælder om at have situationsfornemmelse, og i denne forbindelse er brug af humor meget vanskelig. Så undgå så vidt muligt humoristiske indslag og små vittigheder, dette klinger normalt rigtig dårligt.

Det er vigtigt at udstråle energi overfor tilhørerne, uanset hvad dit budskab end måtte være. De skal føle, at du er der – de skal føle din tilstedeværelse. Du skal se dem direkte i øjnene og være energisk og udstråle, at du gerne vil forklare dem, hvad det her handler om.

Brug kun en laserpointer, hvis det er strengt nødvendigt, for at forklare hvad du vil sige. Det er ofte meget bedre, at fremstille slides, som ikke behøver en laserpointer for at kunne forklares, og derved kan du nøjes med at bruge hænderne og pege op og gestikulere undervejs i dit foredrag.

Forbered grundigt både din introduktion og din afslutning, idet det er her, du har fat i publikum for alvor. Typisk vil man i introduktionen kunne forklare eller fortælle, hvad det er, man har tænkt sig at fortælle publikum, og i afslutningen skal man resumere, hvad man har fortalt dem og derved give dem nogle take-home budskaber.

Tænk over din påklædning. Det er en skidt idé at skille sig for meget ud fra mængden her. Man skal klæde sig på så tilpas neutralt, så det er det du siger, som de hæfter sig ved, og ikke hvordan du ser ud. Til kongresser er det typisk, at foredragsholderen bærer jakke og slips for mændene og kjole eller nederdel for pigerne. Der er enkelte steder i verden, hvor det er ok ikke at klæde sig så formelt, men de fleste steder, er dette den normale dresscode.

Når du står og holder dit foredrag så tænk over din positur. Tænk over, hvordan du faktisk står. Det er en god idé at hvile på begge fødder – spred benene en anelse fra hinanden, så man står og hviler på flade fødder. Armene ned langs siden. Er du meget nervøs kan du måske holde en laserpointer i den ene hånd (men husk ikke at bruge den) og står man ved en talerstol, kan man hvile hænderne på denne og derved undgå at fumle for meget med sine arme.

Det er et rigtig godt trick at skifte plads undervejs i foredraget. Dette betyder helt konkret, at man undervejs i foredraget, når man skifter emne, også flytter sig fysisk. Man går f.eks. fra højre side til midten eller fra midten til venstre side.

Endelig er det afgørende, at du aldrig bruger skriftligt manuskript. Aldrig – aldrig – aldrig. Det giver et virkelig dårligt indtryk, hvis man skal holde sig til skriftligt manuskript og læse det op, så det gælder om at øve sig og kunne sit foredrag hjemmefra.

tips & tricks

- pauser de rigtige steder
- situationsfornemmelse
- energi !
- brug hænderne – ikke pointer
- forbered grundigt intro og afslutning
- påklædning
- positur
- skift plads undervejs hvis relevant
- brug aldrig manus

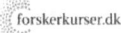 forskerkurser.dk

Kontakt:

Info@forskerkurser.dk

www.ingramcontent.com/pod-product-compliance
Lightning Source LLC
Chambersburg PA
CBHW070814180526
45168CB00002B/612